男性健康指南

主 编　韩 韬　郭晓刚　魏俊伶

　　　　曹晓红　杨 蕾　胡萍萍

副主编　邱志鹏

编 委　赵景明

中国海洋大学出版社

·青岛·

图书在版编目（CIP）数据

男性健康指南 / 韩韬等主编 . —青岛：中国海洋
大学出版社，2018.12
　ISBN 978-7-5670-2057-3

　Ⅰ.①男… Ⅱ.①韩… Ⅲ.①男性－保健－指南
Ⅳ.① R161-62

中国版本图书馆 CIP 数据核字（2018）第 288579 号

出版发行	中国海洋大学出版社
社　　址	青岛市香港东路 23 号　　邮政编码　266071
出 版 人	杨立敏
网　　址	http：//pub.ouc.edu.cn
电子信箱	1922305382@qq.com
订购电话	0532-82032573（传真）
责任编辑	赵　冲　　　　　　　电　　话　0532-85902533
印　　制	蓬莱利华印刷有限公司
版　　次	2019 年 4 月第 1 版
印　　次	2019 年 4 月第 1 次印刷
成品尺寸	188mm×210mm
印　　张	15.5
字　　数	190 千
印　　数	1-2000
定　　价	45.00 元

如发现印装质量问题，请致电 0535-5651533，由印刷厂负责调换。

《男性健康指南》
编委会成员及其工作单位

韩 韬	青岛市海慈医疗集团
郭晓刚	青岛市海慈医疗集团
魏俊伶	青岛市海慈医疗集团
曹晓红	青岛市海慈医疗集团
杨 蕾	青岛市海慈医疗集团
胡萍萍	即墨市人民医院
邱志鹏	青岛市海慈医疗集团
赵景明	青岛市海慈医疗集团

序

　　泌尿外科在近十年内取得了飞速发展，特别是在前列腺疾病、男性性功能障碍、男性更年期方面取得了新的突破，有许多新方法新技术新药物被用于评估和治疗男性疾病。这本书可以很好地帮助读者解读男性常见病和男性的健康问题。本书最大的特点是作者通过自己十几年的临床实践，应用中西医结合的观点结合当前的最新研究成果对危害健康的常见病以及男性健康的常见问题进行了深入浅出的阐述让读者能够更好地更真实地了解疾病的本来面貌了解如何正确地选择治疗，如何开始健康的生活。

　　作为医生不仅仅是治疗疾病本身更重要的是把疾病和病人作为一个整体看待，不仅要考虑如何去治疗疾病同时要考虑如何让病人开始健康的生活，让别人知道如何运动如何进行科学的饮食等等，这些以预防为主的思想是保持我们健康的关键。任何药物都有副作用，任何手术都有风险，除非我们患有严重的疾病必须进行药物治疗和手术治疗外最好的治疗方法就是我们通过健康的生活方式，提高自己的免疫系统功能达到预防治病的目的。

　　医生的主要作用是诊断和评估疾病的严重程度，这本书将有助于读者，特别是老年人更好地理解健康问题，让患者更好地了解所患疾病的特点，更好地配合医生治疗疾病，更好地开展健康的生活方式。

胡强达

英国皇家爱丁堡外科学院士
新加坡国立大学教授
原亚洲泌尿外科学会秘书长

前 言

在快速发展的当今社会，人们的生活习惯、工作节奏都发生了变化，为了适应社会快速发展都需要相应的做出调整和改变，我们的工作、生活处于一种高效率、高压力、高强度的运转中。这种工作生活习惯，无疑是全球经济发展的保障，但同时也给我们的健康带来了巨大威胁。许多人为了自己的事业和追求，忘我的工作很少关注自己的健康；但到疾病缠身时才发现我们失去的是最应该拥有的健康。鉴于此2005年8月我写了一本《男性健康指南》的书籍，在当时获得了广大读者的好评，被重印两次。随着时代的发展进步，健康知识不断更新，特别是近10年来，广大读者朋友的健康意识、健康知识都有显著提高，健康观念也不断更新，简单的科普读物已不能适应读者的需要，再者仅写男性健康也过于局限，因此我决定再版此书。此次再版我们邀请了心血管方面的专家着重将冠心病、高血压、糖尿病、中风等代谢综合征进行了深入的阐述，同时也吸收目前的最新研究成果。本书还增加一些常见病、多发病病理生理解剖的基本知识介绍，让大家更多了解一些基本的医学知识，在应对目前鱼目混珠的健康读物时保持一份定力。

另外本书继续就男性健康的热点问题如前列腺癌、阳痿、早泄、前列腺炎、性病等加以详细论述，同时也向大家介绍预防这些疾病的最新成果，为的是让读者朋友能够真正了解这些疾病，进而知道如何正确对待这些疾病，消除紧张感、减少神秘感，更好地配合医师治疗，更好地预防这些疾病。

总之本人想通过这本书让广大读者更加懂得如何关爱自己的健康，如何健康的生活。

韩韬

2018.08.18

目 录

第一章　关爱我们的健康

第一节　健康与亚健康 ···002

1.1 // 什么是健康? ···002

1.2 // 什么是亚健康? ···003

1.3 // 亚健康的概况 ···004

1.4 // 引起亚健康的原因是什么? ·····································005

1.5 // 如何判断我们是否处于亚健康状态? ·····························007

1.6 // 如何从亚健康重新回到健康状态? ·······························009

1.7 // 中医调节亚健康的独到之处 ·····································012

第二节　中青年的健康杀手 ···015

2.1 // 什么是猝死? ···015

2.2 // 何为"青壮年急死综合症"? ·····································016

2.3 // 中年人猝死有哪些特点? ·······································016

2.4 // 如何预防猝死的发生? ···017

2.5 // 什么是过劳死? ···018

2.6 // 过劳死的危险信号有哪些? ·····································019

2.7 // 哪几类人群容易出现过劳死？⋯⋯⋯⋯⋯⋯⋯⋯⋯⋯⋯⋯⋯020

第二章　男性心理和性发育特点问答

第一节　男性心理发育特点⋯⋯⋯⋯⋯⋯⋯⋯⋯⋯⋯⋯⋯⋯⋯⋯022

1.1 // 青年期男性的心理特点是什么？⋯⋯⋯⋯⋯⋯⋯⋯⋯⋯⋯022

1.2 // 中年时期的心理特点⋯⋯⋯⋯⋯⋯⋯⋯⋯⋯⋯⋯⋯⋯⋯⋯023

1.3 // 老年人的心理特点⋯⋯⋯⋯⋯⋯⋯⋯⋯⋯⋯⋯⋯⋯⋯⋯⋯024

1.4 // 男性存在更年期吗？⋯⋯⋯⋯⋯⋯⋯⋯⋯⋯⋯⋯⋯⋯⋯⋯025

第二节　男性性心理发育特点⋯⋯⋯⋯⋯⋯⋯⋯⋯⋯⋯⋯⋯⋯026

2.1 // 儿童性心理发育的特点有哪些？⋯⋯⋯⋯⋯⋯⋯⋯⋯⋯⋯026

2.2 // 青少年男性性心理有哪些特点？⋯⋯⋯⋯⋯⋯⋯⋯⋯⋯⋯026

2.3 // 中年男性的性心理有哪些特点？⋯⋯⋯⋯⋯⋯⋯⋯⋯⋯⋯028

2.4 // 如何解读老年男性的性心理？⋯⋯⋯⋯⋯⋯⋯⋯⋯⋯⋯⋯028

第三章　了解我们自己的结构——男性的泌尿生殖器官解剖特点

第一节　男性性器官解剖特点⋯⋯⋯⋯⋯⋯⋯⋯⋯⋯⋯⋯⋯⋯032

1.1 // 男性性交器官——阴茎⋯⋯⋯⋯⋯⋯⋯⋯⋯⋯⋯⋯⋯⋯⋯032

1.2 // 产生精子的部位——睾丸⋯⋯⋯⋯⋯⋯⋯⋯⋯⋯⋯⋯⋯⋯034

1.3 // 媒体最关心的器官——前列腺················034

第二节 泌尿器官的特点················036

2.1 // 储存尿液的器官——膀胱················036

2.2 // 肾和膀胱之间的桥梁——输尿管················036

2.3 // 男性最关心的器官——双肾················036

第三节 男性与女性身体解剖特征概述················037

第四章　男性的泌尿生殖生理特点

第一节 了解男性特有的功能——男性性器官生理特点················040

1.1 // 如何认识神秘的阴茎勃起现象？················040

1.2 // 如何认识射精现象？················042

1.3 // 精子是如何产生的？················044

1.4 // 精液是由哪些物质组成的？················045

1.5 // 精液异常有哪些表现形式？················046

1.6 // 前列腺液是有如何组成的？················046

第二节 男性泌尿生理特点················047

2.1 // 尿液是如何产生的？················047

2.2 // 尿液是如何排泄的？················048

2.3 // 排尿异常的表现有哪些？················048

第五章　小儿男性常见疾病问答

第一节　包茎和包皮过长 ┈┈┈┈┈┈┈┈┈┈┈┈┈┈┈┈┈┈┈┈┈┈┈┈┈┈┈ 050

　　1.1 // 什么是包皮过长和包茎? ┈┈┈┈┈┈┈┈┈┈┈┈┈┈┈┈┈┈┈┈ 050

　　1.2 // 包皮过长和包茎对男性有何影响? ┈┈┈┈┈┈┈┈┈┈┈┈┈ 050

　　1.3 // 如何对待包皮过长和包茎? ┈┈┈┈┈┈┈┈┈┈┈┈┈┈┈┈┈┈ 051

第二节　隐睾 ┈┈┈┈┈┈┈┈┈┈┈┈┈┈┈┈┈┈┈┈┈┈┈┈┈┈┈┈┈┈┈┈┈┈┈ 052

　　2.1 // 何为隐睾? ┈┈┈┈┈┈┈┈┈┈┈┈┈┈┈┈┈┈┈┈┈┈┈┈┈┈┈┈┈┈ 052

　　2.2 // 隐睾为什么要治疗? ┈┈┈┈┈┈┈┈┈┈┈┈┈┈┈┈┈┈┈┈┈┈ 052

　　2.3 // 如何治疗隐睾? ┈┈┈┈┈┈┈┈┈┈┈┈┈┈┈┈┈┈┈┈┈┈┈┈┈┈ 052

第三节　小儿鞘膜积液 ┈┈┈┈┈┈┈┈┈┈┈┈┈┈┈┈┈┈┈┈┈┈┈┈┈┈┈┈┈ 053

　　3.1 // 什么是小儿鞘膜积液? ┈┈┈┈┈┈┈┈┈┈┈┈┈┈┈┈┈┈┈┈ 053

　　3.2 // 如何知道小儿患有鞘膜积液? ┈┈┈┈┈┈┈┈┈┈┈┈┈┈┈ 053

　　3.3 // 鞘膜积液有何危害? 如何治疗? ┈┈┈┈┈┈┈┈┈┈┈┈┈ 054

第六章　中年男性常见病问答

第一节　泌尿系统结石病 ┈┈┈┈┈┈┈┈┈┈┈┈┈┈┈┈┈┈┈┈┈┈┈┈┈┈┈ 056

　　6.1 // 何为泌尿系结石病? ┈┈┈┈┈┈┈┈┈┈┈┈┈┈┈┈┈┈┈┈┈┈ 056

　　6.2 // 泌尿系统结石是如何形成的? ┈┈┈┈┈┈┈┈┈┈┈┈┈┈┈ 057

6.3 // 泌尿结石有哪些类型…………………………………………………………059

6.4 // 泌尿系结石的危害有那些?………………………………………………060

6.5 // 如何知道自己患有泌尿结石病?…………………………………………061

6.6 // 如何预防泌尿系结石?……………………………………………………061

6.7 // 泌尿系结石的成分与治疗…………………………………………………062

第二节 早泄…………………………………………………………………………066

2.1 // 如何理解早泄?……………………………………………………………066

2.2 // 如何防治早泄?……………………………………………………………067

第三节 阳萎——一个具有广泛社会心理学及医学意义的问题…………………073

3.1 // 阳萎是如何引起的?………………………………………………………073

3.2 // 哪些疾病可诱发阳萎?……………………………………………………076

3.3 // 哪些常见药物可引发阳萎?………………………………………………077

3.4 // 如何知道自己患了阳萎,阳萎的严重程度如何?………………………077

3.5 // 如何治疗阳萎?……………………………………………………………079

3.6 // 阳萎如何进行饮食调理?…………………………………………………085

第四节 男性不育…………………………………………………………………089

4.1 // 何为男性不育症?…………………………………………………………089

4.2 // 男性不育的有哪些原因?…………………………………………………089

4.3 // 如何预防和治疗男性不育?………………………………………………090

第五节 精索静脉曲张……………………………………………………………091

5.1 // 何为是精索静脉曲张? ···091

5.2 // 精索静脉曲张是如何发生的? ···091

5.3 // 精索静脉曲张的有何危害? ···092

5.4 // 如何判断患有精索静脉曲张? ···092

5.5 // 患了精索静脉曲张应如何对待? ·······································092

5.6 // 何时手术最好? ···093

5.7 // 治疗精索静脉的有哪些手术方式? ·····································093

第七章　性病

第一节　正确对待性病 ···096

1.1 // 何为性病? ···096

1.2 // 当我们担心自己患上性病了怎么办? ·································096

1.3 // 假性病——几种极易误诊为性病的皮肤损害 ·······················098

1.4 // 性病的治疗原则? ···099

第二节　淋病 ···099

2.1 // 何为"淋病"? ···099

2.2 // 淋病的危害有哪些? ···099

2.3 // 淋病的主要症状有哪些? ···100

2.4 // 如何确定患上了淋病? ···100

2.5 // 如何对待淋病？ ··· 100

2.6 // 淋病的潜伏期有多长？ ··· 101

2.7 // 如何预防淋病？ ··· 101

第三节　非淋菌性尿道炎（NGU ORNGC）······························· 101

3.1 // 什么是非淋菌性尿道炎（NGU ORNGC）？ ······················· 101

3.2 // 非淋菌性尿道炎患者有什么表现？ ·· 102

3.3 // 如何对待非淋菌性尿道炎？ ··· 102

3.4 // 如何预防非淋菌性尿道炎？ ··· 102

3.5 // 非淋性尿道炎潜伏期多长时间？ ··· 103

第四节　尖锐湿疣··· 103

4.1 // 什么是尖锐湿疣？ ·· 103

4.2 // 尖锐湿疣是如何引起的？ ··· 103

4.3 // 如何知道染上了尖锐湿疣？ ·· 104

4.4 // 患上尖锐湿疣怎么办？ ·· 104

4.5 // 如何预防尖锐湿疣？ ··· 104

4.6 // 尖锐湿疣潜伏期多长时间？ ·· 105

4.7 // 尖锐湿疣好发部位有哪些？ ·· 105

第五节　梅毒··· 105

5.1 // 何为梅毒？ ·· 105

5.2 // 梅毒对人体健康的危害有哪些？ ··· 106

5.3 // 梅毒是如何传播的? ·· 106

5.4 // 如何判断是否患有早期梅毒? ···································· 107

5.5 // 如何治疗梅毒? ·· 107

5.6 // 如何预防梅毒? ·· 107

5.7 // 梅毒潜伏期多长时间? ·· 107

第六节　爱滋病 ··· 108

6.1 // 何为艾滋病? ·· 108

6.2 // 艾滋病究竟是如何传播的? ···································· 108

6.3 // 接吻能传染上艾滋病吗? ·· 109

6.4 // 滋病的后果是什么? ··· 109

6.5 // 如何预防艾滋病? ··· 110

6.6 // 艾滋病潜伏期多长时间以及临床表现有哪些? ············· 110

第八章　慢性非传染性疾病

第一节　高血脂 ·· 114

1.1 // 什么是高血脂? ··· 114

1.2 // 高脂血症的原因? ··· 115

1.3 // 如何正确认识高脂血症? ·· 115

1.4 // 高血脂的标准是什么? ·· 116

1.5 // 高血脂的饮食治疗原则和要求是什么? ···117

1.6 // 高胆固醇血症的中医治疗的方剂有哪些? ···119

1.7 // 如何进行高胆固醇血症的饮食治疗? ···120

第二节　脂肪肝···123

2.1 // 什么是脂肪肝? ··123

2.2 // 生活中有哪些不良因素可诱发脂肪肝? ···123

2.3 // 什么是非酒精性脂肪性肝病? ···125

2.4 // 如何知道自己患有脂肪肝? ···125

2.5 // 如何预防脂肪肝? ···125

2.6 // 饮食如何预防和治疗脂肪肝? ···127

第三节　高血压···131

3.1 // 我国高血压的现状如何? ···131

3.2 // 高血压的诱发因素有哪些? ···132

3.3 // 高血压新的诊断标准是什么? ···132

3.5 // 控制高血压有何的益处? ···134

3.6 // 高血压病人血压控制到多少为好? ···134

3.7 // 如何有效控制血压? ···135

3.8 // 高血压如何进行药物治疗? ···136

3.9 // 高血压如何进行运动? ···138

3.10 // 中年人高血压有哪些特点?···141

3.11 // 老年高血压的特点有哪些? ·· 141

3.12 // 中医治疗高血压的偏方 ·· 143

1.13 // 高血压的饮食调理 ·· 144

3.14 // 高血压控制不理想的原因有哪些? ·· 152

第四节　糖尿病 ·· 153

4.1 // 糖尿病是怎样一种疾病? ·· 153

4.2 // 糖尿病尿病有哪些危害? ·· 154

4.3 // 糖尿病有哪些症状? ·· 156

4.4 // 糖尿病的诊断标准是什么? ·· 157

4.5 // 糖尿病有哪几种类型? ·· 157

4.6 // 糖尿病血糖控制目标是什么? ·· 158

4.7 // 如何预防和治疗糖尿病? ·· 159

4.8 // 如何控制血糖? ·· 163

4.9 // 如何正确应用胰岛素? ·· 165

4.10 // 低血糖发作如何辨认和处理? ·· 166

4.11 // 常用的糖尿病药膳有哪些? ·· 167

4.12 // 常用的糖尿病药茶有哪些? ·· 182

第五节　冠心病 ·· 185

5.1 // 什么是冠心病? ·· 185

5.2 // 冠心病的发病情况如何? 冠心病有什么样的严重后果? ···················· 186

5.3 // 引发冠心病的原因是什么？ ································186

5.4 // 冠心病有什么样的表现，如何知道自己是否有冠心病？ ·······188

5.5 // 冠心病如何进行饮食疗法？ ···························188

5.6 // 运动对冠心病有什么样益处，如何运动？ ···············190

5.7 // 冠心病的药物治疗简介 ·····························194

5.8 // 冠心病的其他治疗方法有哪些？ ·····················195

第六节　冠心病与性生活 ··································196

6.1 // 我们如何正确对待冠心病与性生活的问题呢？ ···········196

6.2 // 冠心病病人性交时会发生猝死吗？ ···················197

6.3 // 冠心病病人的身体能安全地释放多少能量？ ·············197

6.4 // 性交时的心率是人心率的峰值吗？ ···················198

6.5 // 冠心病病人应采取什么体位性交最合适？ ···············198

6.6 // 如何知道冠心病病人的量大限度的活动量？ ·············199

6.7 // 冠心病病人如何恢复性生活？ ·······················199

6.8 // 性交时仍有心绞痛怎么办？ ·························200

第七节　代谢综合征 ····································200

7.1 // 什么是代谢综合征？ ·······························200

7.2 // 如何知道我们患有代谢综合征？ ·····················201

第八节　脑中风 ······································202

8.1 // 什么是脑卒中？ ·································202

8.2 // 脑卒中的现状如何? ……………………………………………202

8.3 // 引起脑卒中的原因是什么? ………………………………202

8.4 // 脑卒中的预兆有哪些? ……………………………………203

8.5 // 如何应对脑卒中? ……………………………………………204

8.6 // 如何预防脑卒中的发生? ………………………………205

第九章　老年人常见疾病问答

第一节　男性泌尿科最常见的肿瘤——膀胱癌有关知识问答…………208

1.1 // 何知道自己患上膀胱癌? 患了膀胱癌有什么征象? ………208

1.2 // 疑患膀胱癌应做什么检查? ……………………………………209

1.3 // 如何治疗膀胱癌? 膀胱癌的治疗效果如何? …………………209

1.4 // 如何预防膀胱癌? ……………………………………………211

第二节　肾癌…………………………………………………………211

2.1 // 如何认识肾癌? ……………………………………………211

2.2 // 肾癌的诱发因素有哪些? ……………………………………212

2.3 // 肾癌有哪些临床症状? ………………………………………212

2.4 // 如何确定自己患有肾癌? ……………………………………213

2.5 // 如何对待肾癌? ……………………………………………213

2.6 // 如何预防肾癌? ……………………………………………214

2.7 // 肾癌与肾盂癌一样吗？ ……………………………………214

2.8 // 肾脏有良性肿瘤吗？ ……………………………………214

第三节　肾囊肿 ………………………………………………215

第十章　前列腺疾病

第一节　前列腺炎 ……………………………………………218

1.1 // 什么是前列腺炎？ ………………………………………218

1.2 // 患了前列腺炎有何表现？ …………………………………218

1.3 // 前列腺炎的特殊性有哪些？ ………………………………218

1.4 // 如何知道自己患上前列腺炎？ ……………………………219

1.5 // 如何正确对待前列腺炎？ …………………………………220

1.6 // 前列腺炎有哪些类型？ ……………………………………220

1.7 // 前列腺炎能治愈吗？ ………………………………………221

1.8 // 如何预防前列腺炎？ ………………………………………221

1.9 // 如何治疗前列腺炎？ ………………………………………222

1.10 // 前列腺炎患者如何进行饮食调养？ ……………………225

第二节　前列腺增生症 ………………………………………229

2.1 // 什么是前列腺增生症？ ……………………………………229

2.2 // 患前列增生的原因是什么？ ………………………………229

2.3 // 前列腺增生症如何影响我们的生活质量？ …………………230

2.4 // 前列腺增生症主要有哪些症状? ……………………………231

2.5 // 如何确定患有前列腺增生症? ……………………………232

2.6 // 如何预防前列腺增生症? ………………………………233

2.7 // 如何对待前列腺增生症? ………………………………235

2.9 // 老年男性能排出尿液说明前列腺正常吗? ……………235

2.10 // 什么情况下前列腺增生需要手术治疗? ……………235

第三节　前列腺癌………………………………………………237

3.1 // 什么是前列腺癌? ………………………………………237

3.2 // 前列腺癌的有哪些症状? ……………………………237

3.3 // 如何确定患有前列腺癌? ……………………………238

3.4 // 如何对待前列腺癌? …………………………………239

3.5 // 医生对前列腺癌的困惑是什么? ……………………240

3.6 // 前列腺癌诊断的重要方法有哪些? …………………240

3.7 // 影响选择治疗前列腺癌方案的因素有哪些? ………241

3.8 // 治疗前列腺癌方案有哪些? …………………………241

3.9 // 前列腺癌的手术风险有哪些? ………………………244

3.10 // 放射治疗有哪几种? …………………………………244

3.11 // 放疗的不良反应有哪些? ……………………………245

3.12 // 什么是前列腺的内分泌治疗? ………………………245

3.13 // 前列腺癌的如何预防? ………………………………245

3.14 // PSA 能诊断前列腺癌吗？ ···248

3.15 // 前列腺癌目前最新研究是什么？ ······································248

第十一章　关爱老人

第一节　解读老年人失眠问题···250

1.1 // 如何认识失眠？ ··250

1.2 // 老年人失眠的原因有哪些？ ···250

1.3 // 如何预防老年人失眠？ ··251

1.4 // 睡眠时枕头的多高才适合？ ···252

1.5 // 如何去选择睡姿？ ··252

1.6 // 如何治疗失眠？ ···253

第二节　骨质疏松···254

2.1 // 何谓骨质疏松？ ···254

2.2 // 如何知道患有骨质疏松症？ ···254

2.3 // 骨质疏松症的诱发因素有哪些？ ···255

2.4 // 如何预防骨质疏松症？ ··255

第三节　关爱老年人的听力···260

3.1 // 如何认识老年人的听力下降？ ··260

3.2 // 如何预防或推迟老年性耳聋的发生呢？ ·································261

3.3 // 科学饮食防耳聋 ……………………………………………………262

第四节 警惕老年人的突发病 ……………………………………………263

4.1 // 老年人突发疾病有哪些? ………………………………………263

4.2 // 如何应对老年人突发疾病? ……………………………………263

4.3 // 如何缓解手术后的不适? ………………………………………265

第五节 老年人护理 …………………………………………………266

5.1 // 什么是老年人护理? ……………………………………………266

5.2 // 老年人性格为何变得古怪? ……………………………………267

5.3 // 老年人的心理需求有哪些? ……………………………………267

5.4 // 老人腹泻护理要点有哪些? ……………………………………268

5.5 // 老人冬夜为什么抽筋? …………………………………………269

5.6 // 老人吞咽困难护理要点? ………………………………………270

5.7 // 高血压的护理要点有哪些? ……………………………………270

5.8 // 冠心病的护理要点有哪些? ……………………………………271

5.9 // 慢性支气管炎的护理有哪些? …………………………………272

5.10 // 糖尿病的护理要点? …………………………………………273

5.11 // 老年性痴呆的护理要点有哪些? ………………………………274

5.12 // 老年人生活中注意事项有哪些? ………………………………274

5.13 // 临终关怀护理要点有哪些? ……………………………………275

5.14 // 共同面对死亡 …………………………………………………276

第一章

关爱我们的健康

第一节　健康与亚健康

1.1 // 什么是健康?

大多数人对健康的理解是没有疾病,其实健康是一个极为复杂的概念,躯体没有疾病只能说明我们已经至少达到亚健康状态,而健康状态强调的是人的精神和社会生活处于一种完好的状态,身体能对疾病有较强抵抗能力,能够适应环境的变化、各种生理刺激、治病因素对身体的影响。健康是人体的躯体、心理、社会之间的一种协调、和谐的动态平衡状态,健康与不健康不是绝对的,是处于变化、相对、辨证的动态之中。绝对的健康是不存在的,在一个机体中,健康与不健康是共存的,是随时间而变化的。

世界卫生组织对健康所下的定义是:"健康是指身体上、精神上和社会适应能力上的完好状态,而不仅仅是没有疾病或不虚弱,此外还要具备心理健康、社会适应良好和有道德"。因此现代人的健康包括躯体健康、心理健康、心灵健康、社会健康、智力健康、道德健康、环境健康等。

影响健康的因素有很多,如环境因素,它包括自然环境因素和社会环境因素。自然环境因素有生活的地域和生活条件,许多疾病的发生与地域有很大的关系,如肾结石发病率,南方大于北方等。生活条件优越的人患传染性疾病和营养不良的可能性很小。社会环境因素包括政治制度、社会经济因素、文化教育因素、职业环境、社会心理因素等,都与疾病的形成发生发展有关系。除了以上环境因素外影响疾病的因素还有生物因素、生活方式、卫生保健条件等,也正因为如此,健康是相互交叉、渗透、制约的诸多因素相互作用的结果,是一个多元的概念。

中医常强调人体的整体观念,强调天、地、人在疾病发生中的相互作用,认为健康是人体内在的平衡、正常、和谐的状态，是一种身心处于协调状况的自我幸福感，不仅常人可以感觉到，残疾人也可以感觉到，所谓身残志不残。从躯体的角度讲残疾人是不健康的、有疾病的，但从精神社会生活角度上看，只要残疾人能适应社会，有自我幸福感，那么，从心理上讲，他们也是健康的。健康的真谛应该是人体对社会环境、自然环境的一种适应能力和调节能力，一旦失去了这种能力，健康也就不复存在了。

全世界公认的健康的 13 个标志：1. 生气勃勃，富有进取心；2. 性格开朗，充满活力；3. 身高与体重协调；4. 保持正常的体温、脉搏、呼吸；5. 食欲旺盛；6. 明亮的眼睛和红褐色的眼膜；7. 不易得病，对流行病有足够的耐受力；8. 正常大小便；9. 淡红色舌头，无厚的舌苔；10. 健康的牙齿和口腔粘膜；11. 光滑的皮肤柔韧而富有弹性，肤色健康；12. 光滑带光泽的头发；13. 指甲坚固而带微红色。

健康公式：健康 = 情绪稳定 + 运动适量 + 饮食合理 + 科学休息

疾病 = 懒情 + 嗜烟 + 嗜酒

1.2 // 什么是亚健康?

亚健康是一种介于健康和疾病之间的一种状态，就现代医学的方法、技术，还不能发现亚健康人群中存在某种疾病，但处于亚健康的人群有明显疲乏，记忆力减退，失眠等性症状，许多专家又把亚健康称为第三种状态或灰色状态。

亚健康其实质就是许多疾病的前期，如果在亚健康状态期间，我们不注意预防疾病，不注意改变不良生活习惯、调整自己的心态，那么疾病的到来将是必然的。当人处于亚健康状态时，身体各器官的功能是处于代偿状态，由于人体各器官功能都有较强的储备能力，代偿能力很强，例如人体有 2

个肾脏而只要能保持一个肾脏的 2/3 部分正常工作，那就可以维持人体的正常肾功能，所以说人体代偿能力很强，当发病时机体已经处于失代偿状态，由此看来平时的保健对于我们的健康尤为重要。

亚健康状态人群在医院做各项检查时，不能发现有明显的疾病，但他们常出现疲劳，活力、反应能力、适应力的减退，有时有一种难以名状的情绪上的低落感，亚健康实质是一种人体生理功能低下的表现。我国于 1996 年 5 月提出亚健康的概念。根据 2004 年 4 月 8 日在北京举办的"21 世纪中国亚健康市场学术成果研讨会"提供的统计的资料显示，我国有 70% 的人处于亚健康状态，只有 15% 的人是完全健康的，而剩余 15% 是处于非健康的疾病状态。2014 年世界卫生组织调查指出健康人仅占人群总数的 5%，被确诊患有各种疾病的，占 20%，亚健康占 75%。据《中国城市白领健康状况白皮书》目前我国一线城市的白领亚健康比例高达 76%。全国卫生组织调查表明城市中 25 岁至 45 岁之间的白领阶层的慢性疲劳综合症，代谢综合症，紧张综合症明显升高。有人调查某大报社的记者和编辑发现，70% 的人存在亚健康的问题。中年人的健康状况不容乐观，现代都市白领阶层中，许多人会出现头晕，头痛，全身乏力，心慌，不愿意上班等症状，而到医院又检查不出有什么异常，这其实就是一种亚健康的表现，就是人的身心处于一种不协调的状态，从医学心理学角度讲，这些症状是由于工作中的压力迫使人体接受繁多的社会信息刺激，并对这些社会信息进行处理，人体的交感神经也就相应地处于亢奋状态，长期的这种亢奋势必引起交感神经系统失调，这就是形成亚健康的病理基础。显而易见亚健康是指人的精神和心理方面的失调，虽然不是疾病，却使人体对社会生活、工作环境不能适应，身心处于一种不协调的状态，在精神方面缺乏自我满足感和幸福感。

1.3 // 亚健康的概况

世界卫生组织的统计资料显示，全世界 75% 以上的人处于亚健康状态，且多发生在中年人群中。国内的研究显示，一般人群中亚健康状态现患率在17.8%～60.5%之间。不同职业人群亚健康状态的现患率有所不同。企业员工、大学教工及机关干部等职业人群中现患率普遍较高。广东省的研究结果显示，企业员工亚健康现患率在44%～65%之间，机关干部亚健康现患率为51%，高校教工为65%～69%。蔡文智等2008年对全国1万余名医务人员的调查研究显示亚健康的发生率为54.7%，其他研究显示国内医务人员亚健康发生率为40%~75%，而一般人群发生率小于50%。

不同年龄人群的亚健康状态现患率也有所不同。大多数的研究显示，亚健康状态现患率随年龄增长而升高，特别是一项在老年人群中进行的调查发现，亚健康状态超过了90%，但也有研究得出了相反的结论。有研究认为中年人（30～44岁）是亚健康状态受累最严重的人群。不同性别人群亚健康状态的现患率也有差异。大部分研究发现，女性亚健康状态的患病率高于男性；另外有研究表明，随着学历上升，亚健康状态的现患率也随之增加。亚健康也存在地区差异中国保健科技学会2002年对全国16个省直辖市内百万人以上的城市调查发现，北京人处于"亚健康"状态的比例是75.3%，上海是73.49%，广东是73.41%，这三地是最高的。造成亚健康人群比例居高不下的原因是人们的工作压力增大，生活节奏加快。专家指出：肩负事业和家庭双重负担的中年人千万不能对亚健康状态无动于衷，否则，不久的将来这些人将有2/3死于心脑血管疾病，1/10死于肿瘤，1/5死于吸烟引起的肺部疾病以及糖尿病等代谢性疾病和意外事件；而只有1/10的人有希望安享天年，寿终正寝。就行业而言，最容易患此病的依次为：飞机调度人员、学校教师、企业经理、汽车驾驶员、警察和运动员。

1.4 // 引起亚健康的原因是什么？

（1）根据我国中医理论，喜、怒、忧、思、悲、恐、惊等七情是造成疾病的原因，亚健康首先是在情绪方面有改变，许多人由于工作压力、生活烦恼的影响，造成自己很难控制情绪。对一些工作和生活中的小事发火，久而久之出现内分泌系统紊乱，人体的平衡被打乱从而发生疾病。

（2）工作压力过大。由于社会的高速发展，竞争的日益激烈，对于工作的要求很高，所以许多人在工作中肩负着很大的压力，人体在压力面前，为了适应这一状态，机体必须要调整自己的内分泌、神经系统，但这种调整是有限的、暂时的。长期过度的工作和生活压力，势必打破人体长久以来处于的系统平衡状态，而出现情绪低落、易疲劳、失眠、无力等慢性疲劳综合症的症状，也就是处于亚健康状态。

（3）休息不足，特别是睡眠不足或睡眠质量太差。人的大脑功能是存在区域化分的，大脑的某一部位对应于人体的某一功能，当我们长期处于一种工作状态时，大脑对应的功能区域也长期处于兴奋状态，这种大脑某一局部的长期兴奋，将引发该区域功能下降，与周围区域的调协性差，大脑整体机能紊乱，引起亚健康，所以在工作中我们常常强调轮流交替工作，要使大脑的功能区域处于工作和休息的交替中，有利于大脑的健康。

（4）饮食不合理。饮食是保证机体健康工作的基础，合理膳食不仅能保证我们每天的能量需要，而且还可以影响我们身体代谢功能。一般说人体需要蛋白质、脂肪、糖这三大物质，再加上维生素、微量元素，就能够正常运转。这些营养物质到达机体后，必须经过人体的转化、利用、储藏，当我们摄入的营养物质过多，超出了人体的处理能力，势必引起人体的代谢异常，出现高血脂、高血糖、脂肪肝、高血压等症状所谓的代谢综合症。这种代谢综合症的发生是一个漫长渐进的过程，它发展的第一步就是使人体从健康到亚健康。由于生活水平的提高，再加上平时应酬很多，不注意饮食的节制很容易诱发健康问题。

（5）运动不足。生命在于运动，人天生就是需要运动的，应该说运动是人体生理机能得以平衡的重要砝码。现代生活，由于交通工具的发达及各种自动化设施的普及，人们的活动越来越少，我们机体的运动系统可以说是处在一种废用性萎缩中，只有四肢肌肉的运动才能促进我们机体的新陈代谢。亚健康的一个重要原因就是运动不足，人体就好似汽车一样，长期不开的汽车，天长日久，一定会出现问题，汽车只有在经常使用中才能避免零件的生锈和电瓶的放电，保持汽车运转良好。

（6）不良的生活习惯。例如备考开夜车、吸烟、酗酒、起居无规律等等，这些都是亚健康的原因。

（7）生活环境因素。由于社会的发展，人们的环境意识不强，环境污染也成为健康的一大杀手。目前我们处在一个充满电磁辐射，空气污染，噪音污染，甚至视觉污染的环境中，毫无疑问这也是造成亚健康的一大因素。

（8）不和谐的人际关系。社会属性是人基本特征，我们每一个人都处在复杂的社会关系网中，与他（她）人、群体、组织的良好社会关系是我们和谐生活的保证。美国心里学教师霍华德·弗里德里希和莱斯利·马丁经 20 年研究写出《长寿工程》。该书列出了"长寿关键要素排行榜"，其中第一要素为人际关系。

1.5 // 如何判断我们是否处于亚健康状态？

亚健康的主要表现，亚健康人群有 60% 的人有失眠、多梦、不易入睡的现象，其中经常腰酸背痛者为 62%；一干活就累的人占 8%；脾气暴躁或焦虑者为 48%。

亚健康目前的诊断标准主要分为主观诊断标准和客观诊断标准。主观标准包括：（1）2006 年中华中医药学会发布的《亚健康中医临床指南》或者亚健康中医证候调查问卷。（2）国际上已经存在的健康评价量表，如症状自评量表（SCL-90）、36 项健康调查简表（SF-36）、自评健康问卷（SRH）。（3）自行研发的亚健康量表或调查问卷 如包括疲劳、心血管系统、消化道、免疫系统和精神状态的五个子量表的 SHSQ-25；包括生理、心理和社会层面的亚健康测量量表 V1.0（SHMS V1.0）。客观诊断依赖于亚健康状态比较专业的判定方法主要有综合量化测定法、应用超高倍显微诊断系统（MDI）进行健康评估、虹膜图像分析法、量表法等等。主观诊断是目前最常用的，其中使用频率最高的方法为《亚健康中医临床指南》中亚健康状态的诊断标准。

美国疾病控制中心的亚健康诊断标准。同时具有以下 2 项主要诊断标准，6 项症状标准和 2 项体证标准，或累计具有 8 项以上症状标准，即可确定为亚健康或慢性疲劳综合症（CFS）

1.5.1 主要诊断标准

（1）长期反复发作的疲劳，且时间在半年以上；（2）医院就目前的医疗水平，医生的技术水平，对这种疲劳在身体上找不到任何器质性疾病，也就是说这种疲劳不是由于疾病引起的。

1.5.2 症状标准

（1）体力或心理负担过重引起不易解除的疲劳

（2）找不到原因的四肢无力

（3）有失眠、多梦和早醒的症状

（4）头昏、头痛或头胀等头部的不适

（5）注意力很难集中，记忆力明显减退

（6）食欲减退，不思饮食

（7）不明原因的四肢、胸背部的不适，这种不适感有时很难定位、很难描述

（8）长期心情不舒畅，倍感压抑、紧张、恐惧等不良情绪

（9）性兴趣减退或丧失

（10）性功能减退

（11）低热

（12）咽干，喉部有异物感。

以上的几大症状都是找不到原因的，非疾病引起的。

体征标准：

（1）低热：小于38度

（2）咽部有充血，但无明显的咽炎，扁桃体炎

（3）未发现其他引起疲劳的疾病体现。

同时具有2项主要诊断标准，或6项症状标准和2项体征标准，或累计具有8项以上症状标准，即可确定为亚健康或慢性疲劳综合症（CFS）。

以上是美国对亚健康的诊断标准。我国亚健康的概念是1996年5月提出的，但我国目前仍然没有一个明确、统一的标准，目前大家仍然沿用美国疾病控制中心提出的标准，认为亚健康状态是处于健康和疾病之间的第三种状态，它是一个时间段，其临床表现非常复杂，目前将亚健康的症状概括为"三个下降"：A、活力下降，没有精神，对事物缺乏兴趣，记忆下降，对我们平时非常感兴趣的人和事物突然想不起来，注意力很难集中，总出错，自我控制能力下降，失眠和多梦。B、人的适应能力下降，表现为对环境的冷热很难适应，怕热，怕冷，饥不行，饱不行且体重偏重。C、免疫力下降，很容易发生感冒、腹泻等病症。

1.6 // 如何从亚健康重新回到健康状态？

亚健康实质是疾病的前期，在此时进行预防，可以说是事半功倍，那么我们如何找回失去的健康呢？从以上的论述中我们知道亚健康形成的原因是多方面的，要摆脱亚健康，首先，要从我们能

把握的因素入手，主要是通过我们自己努力，而不是医生的建议和治疗。

首先要保持良好的心态，学会心理调节对于解决亚健康问题非常重要。当我们面对激烈的社会竞争，复杂的人际关系，沉重的生活和工作负担时，在心理上最终表现为有压力感。面对压力，我们应该承认压力存在的客观性，没有压力，没有逆境的人生是毫无意义的，适量的压力是激发人生积极进取的动力，在压力面前要保持良好的心态，任何事情，只要自己努力去争取，努力去做了，我们就应该坦然接受事件的结果，所谓"人事尽而知天命"，一味地钻牛角尖，一味陷入挫折中不能自拔是毫无意义的，人生的道路是漫长的，任何时候不要让一时的挫折影响一世的生活。

要培养乐观情绪，要树立"知足常乐""助人为乐""自得其乐"的"三乐"精神，只有树立"三乐"精神，人的心胸才能宽广，遇事才能处理得体，不会自寻烦恼，"三乐"人生观是一种健康的人生观，是人生最难得，也是最重要的一条，一个人具有"知足常乐""助人为乐"的人生观，才能"自得其乐"，生活才能充满勃勃生机，才能有幸福感，才有欢乐。

其次要不断地提醒自己，世界离开谁都不会出现任何问题，自己仅仅是沧海一粟。不要对别人喋喋不休，诉说一些既解决不了又会引起不愉快的事，要尽快忘掉不愉快，撇开不愉快的思路，去想想其他的事情。当我们遇到巨大的压力或棘手的问题，或无法达到自己的目的而产生心理失衡，焦虑，抑郁的时候，不妨采取以下措施：

（1）利用运动来宣泄自己的情绪，例如长跑. 打球。运动也只有运动才能让人体释放一种内啡肽的物质，内啡肽可以使我们愉悦，镇静，提高抗压能力。

（2）改变自己日常上下班的路线，不妨用步行来代替乘车。

（3）约几个朋友到餐馆小聚一下，但不要过多地谈论不愉快的事。

（4）到商场去购物。

（5）出游。趁假日与家人一起旅游，放松自己的心情。

（6）与朋友谈论一部小说，或看一部电影、电视剧。

（7）读书，健康积极向上的书籍是我们的良师益友。

（8）听一段自己最爱的音乐。听音乐最好是一个人在一个安静的环境中，放松自己，让自己沉静在音乐之中，体会音乐的意境。

第三保障睡眠。睡眠是人恢复体力、保证健康所必须的生理过程。中年人一天大约需要 6-7 小时的睡眠，过多的睡眠也不利于健康，睡眠要强调睡眠的质量，当我们突然遇到烦心事无法入睡时，不妨服一次安眠药物，不要担心安眠药的成瘾而拒绝服用，其实安眠药物就是解决我们突发睡眠障碍的，要利用好这种药物，帮助我们调整睡眠。

第四保持自己的体型。肥胖、超重的危害，可以说是家喻户晓了，目前人们普遍关心的非传染性慢性代谢性疾病即高血压、冠心病、糖尿病等等，都与肥胖有关。许多学者认为肥胖是一种亚健康的表现。保持体形主要是要控制饮食，规律运动。不要盲目听信一些减肥产品

第五均衡营养。要根据自己的活动量，调整热量的摄入。蛋白质、糖、脂肪、维生素、矿物质、氨基酸是人体的基本营养成分，在日常生活中不要偏食，不要吃的过饱，不要不吃主食，不要完全以蔬菜来代替米面，适当摄入肉、禽、蛋，增加水果蔬菜量。

第六戒烟限酒。长期的大量饮酒，无节制的吸烟是对健康最大的损害，我们如果连戒烟、限酒都做不到，那么无从说起健康的生活方式，无从说起如何保持健康、如何预防亚健康。

第七定期体检。要关心自己，养成至少每年体检一次的习惯，尽管亚健康不是靠体检查出来的，但每年一次的体检可以让我们了解自己的身体状况，了解自己是否从健康走到亚健康发展到疾病。体检的内容应该包括肝脏、胰、脾、肾的 B 超，心电图，胸透，血压测定，血脂，血糖，肝肾功能

的化验。还应包括传染病的筛查，特别是肝炎筛查，同时应该接受内科、外科等专科医生的体格检查。

第八每周进行 3~4 次的体育锻炼。要养成体育锻炼的习惯，培养一种体育爱好，坚持锻炼，并持之以恒。这里需要强调的是锻炼时间要在 30 分钟以上，对于中青年要有一定的强度，最好选择跑、跳为主的活动。体育锻炼开展的越年轻越好，因为年龄越大体质越差，越没有体力进行有强度的体育锻炼，越早锻炼，人的体力衰减越慢，身体衰老越慢。

第九培养多种兴趣，保持精神旺盛。兴趣是活力的象征，没有兴趣，生活就失去了活力。兴趣可以增加你的活力和情趣，使生活丰富多彩，生机勃勃。音乐、钓鱼、养花、绘画、集邮、打球等爱好，都是生活的重要内容，这些有宜的活动不仅可以修身养性，陶冶情操，还可以缓解压力，许多老年的长寿原因就是兴趣广泛。

1.7 // 中医调节亚健康的独到之处

亚健康是针对西医而言，是指从西医的角度我们不能诊断或不能发现有疾病存在，既然没有疾病，所以西医对亚健康就无所谓治疗了，而中医则不同，中医从人体整体出发，根据症状，脉象进行辨证施治，我们可能没有西医所指的疾病，但有症状，通过中医的理论，可以得出亚健康可能是湿热或气虚，又或者是阳亢等等，通过这种辨证施治，对症下药，有时往往能消除亚健康的症状，使我们重新回到健康的道路上来。因此当我们处于亚健康状态时，不妨到中医科进行调治，有时会有意想不到的结果。

下面介绍一点四季保健的中医知识。

暑天，天气炎热，不少人会感到头晕脑涨，食欲不振，胸闷乏力，四肢困倦，口渴，中医称为"暑热"。有以上症状的人平时应注意饮食起居，可经常用生莲叶、生薏仁、扁豆等煲汤饮用。如症状明显，可服"藿朴夏苓汤"：藿香6克，川朴3克，法夏6克，云苓10克，北杏10克，生薏仁15克，白扣仁3克，朱苓6克，淡豆豉6克，能消暑化湿。

暑天，在高温下工作者，容易出现中暑可用银菊茶金银花、菊花各3克，将两药洗净晾干，沸水泡开即可。每日代茶频服，具有清凉解暑，清热解毒之功效。

竹叶茶青竹叶50~100克，将竹叶洗净，加水煎即可。每日代茶饮用，可清凉解暑，利尿除烦，是民间盛行的夏季清凉饮料。

秋冬季节，有些人往往觉得皮肤皲裂、鼻腔干、口干舌燥、咽渴欲饮等，此为"肺燥症"，应注意生津润燥，养阴润肺为主，可选用芝麻、牛奶、蜂蜜、银耳、百合等。

春天多雨水，天气多变，一些对天气变化敏感的人，容易出现胸胁胀闷、思郁沉闷，此时可用佛手花、白芍等煲汤喝。症状严重者，可请中医开"柴胡疏肝汤"服用。

下面列举几种中医食疗治疗焦虑症及焦虑情绪的方法。

在中医看来，焦虑症及焦虑情绪往往与人体阴阳失和、气血失调相关，因此，辨证施治才能收到事半功倍的效果。很多日常食物就具有平心，安神、对抗焦虑的功能。只要在饮食上善加调理，战胜焦虑绝非难事。

①食疗方；双枣桂圆安神膏

心神不宁型

症状：心慌，气短，胸闷，失眠，多梦，记忆力下降，舌苔薄白。

治疗原则：益气补血，养心安神.

原料：红枣10枚，酸枣仁20克，桂圆250克，蜂蜜适量。

制法：将红枣用温水漫泡30分钟，洗净。酸枣仁打碎。砂锅上火，放入红枣，酸枣仁，加适量冷水用大火烧开后，改用小火慢煎 1 小时。大约只剩一碗汁时，滤出头汁，再加入两大碗冷水。用同样的方法取第二汁，将两次取的汁倒在一起备用。另起一锅，将药汁，桂圆肉，蜂蜜，冰糖到入锅内，再用小火敖炼 1 小时出锅，冷却，装瓶。可分次服用。

功效：益气补血，安神益智，适用于气血两虚所致失眠，多梦，烦躁，健忘等症。

②食疗方：玫瑰绿茶

肝郁气滞型

症状：脚闷，喜叹息，口苦，口干，烦躁不安。

治疗原则；疏肝理气

原料：玫瑰花 10 克，绿茶 10 克。

制法：将玫瑰花、绿茶放入茶杯中，用开水冲泡后 10 分钟后即可饮用。

功用，芳香开窍，疏肝理气。适用于肝郁气滞所致的焦虑、心烦、健忘。

③食疗方：萝卜豆芽汤

痰火郁结型

症状：烦躁，胸闷，口干，舌苔厚腻，色黄或白。

治疗原则：理气解郁，祛湿化痰

原料：　绿豆芽 100 克，白萝卜 200 克，香油少许，食盐适量。

制法：将白萝卜去皮，洗净，切成均匀的薄片。绿豆芽洗净备用。点火上锅，加入适量的水煮开，放入萝卜片，煮熟后放入绿豆芽，开锅后加入香油、食盐等调味品，出锅即可。

④食疗方：百合鸡蛋汤

阴虚火旺型

症状：焦虑不安，以夜间为著，盗汗，多梦舌质红，少苔，脉细弦。

治疗原则：滋阴润燥，清热降火。

原料：百合 50 克，鸡蛋 2 个，冰糖适量。

制法：将鲜百台剥开，洗净，鸡蛋打入碗中，搅匀，将锅置于火上，倒入清水，用大火煮开后，放入鸡蛋，百合，冰糖，搅拌均匀即可停火。

功效：润肺健脾，养心安神。适用于多梦、心烦、健忘、焦虑等症。

第二节　中青年的健康杀手

2.1 // 什么是猝死？

猝死是指自然发生、出乎意料的突然死亡。世界卫生组织定义；平素身体健康或貌似健康的患者，在出乎意料的短时间内，因自然疾病而突然死亡。发病后 6 小时内死亡者为猝死；多数学者主张定为 1 小时。各种心脏病都可导致猝死，但心脏病的猝死中一半以上为冠心病所引起。引起猝死的常见病因有：①各种心血管疾病，其中以高血压脑出血、冠心病、急性心肌梗死、心肌病急性发作等多见；②药物、食物中毒或过敏，特别是吸毒过量，青霉素过敏等；③急性肾功能衰竭、电解质紊乱，尤其是血钾过高或过低；④手术及麻醉意外，主要是病人对麻醉药物耐受性差异所致；⑤溺水、电击伤等。⑥暴怒、恐惧、外伤等诱发的神经源性休克。我国每年有 180 万死于猝死。2013 年美国《循环》杂志指出心脏停搏是猝死的主要原因，且 70%~80% 的猝死发生在医院外。

2.2 // 何为"青壮年急死综合症"?

"青壮年急死综合症"这个概念是由法医学上定义的,特指青壮年的猝死。它不是一个具体的疾病,而是指青壮年不明原因的急死,所谓不明原因是指目前还没有查明原因,其实猝死者中,80%的人都是由于心脏问题引起的,但由于诱发心血管病的综合因素很多,查不出具体原因,所以将其猝死原因归结为"急死综合征"。猝死的人中有相当一部分是在睡眠中发生急性死亡的,尤其是在凌晨2点到4点,死者生前一切活动正常,但死亡迅速、出人意料。中山大学的统计显示从1990年到2013年,广州和东莞至少发生了1124例青壮年猝死,其中2004到2013就有697例,而且案例越来越多,其主要发生于劳动强度大文化程度低的一线工人、保安、清洁员等人群中,发生年龄主要为21~40岁。

2.3 // 中年人猝死有哪些特点?

在我国,近年来猝死事件时有发生,而且从出现不适到死亡时间非常短,发生猝死的人多为20~40岁的青壮年。2004年4月8日晚就在人们关注扭亏之后的爱立信何时能重返电信巨人行列时,54岁的爱立信(中国)有限公司总裁杨迈(JanMalm)由于心脏骤停突然辞世。在2008年7月,北京同仁堂股份有限公司董事长张生瑜突发心脏病去世,年仅39岁。2012年8月27日下午2时许,央视著名足球评论员陶伟在济南突然猝死。2016年10月春雨医生创始人兼CEO张锐发心脏病去世,年仅44岁,人们对其死亡很是惋惜。

中年人发生猝死的悲剧已屡见不鲜,究其死因是复杂的。中年人由于工作压力大,工作节奏快,平时无暇顾及自己的身体,对于由此而悄然出现的各种疾病隐患,他们自己浑然不知,实际上,中年人的体质、心理、免疫及内分泌功能已开始日趋降低,较为普遍的代谢疾病,如糖尿病、高血脂、高血压及肥胖等在中年人中发病率越来越高。据欧美的不完全统计，40 岁以上的中年人，患代谢症候群的比率约为30% ~ 40%。而许多中年人平时自觉良好，很少看病，不易早期发现已患有的疾病，更谈不上及时治疗了。导致中年人猝死的常见原因有①各种心血管疾病，如冠心病、心肌梗塞等；②暴怒、恐惧、大喜、大悲等诱发高血压脑出血、肺栓塞、脑梗塞等；③意外伤害，如车祸、溺水、电击伤；④睡眠不足，身体长期处于疲劳、亚健康、免疫力低下的状态，很容易诱发高血压脑出血、心梗、脑梗塞等。多数学者认为，在失常状态下，体内可释放大量的收缩血管激素，可使心脏上的冠状动脉痉挛，血小板聚集，血液变粘稠，流速减慢，导致心肌缺血、心绞痛、心肌梗塞及造成致命性心律失常，从而发生猝死。

猝死临床表现主要表现有：①突然意识丧失，大动脉搏动消失，面色苍白、紫绀，可有抽搐；②心跳消失；③呼吸停止、瞳孔散大、反射消失。

一旦发现猝死，立即就地抢救，争分夺秒，进行心肺复苏术，也就是心外按压口对口人工呼吸，此技术要求每一名公民都掌握，发生猝死我们每一人都应该积极及时地对患者进行心肺复苏，不能等120 急救车或急救医师出现才抢救，因为心跳停止意味着只有 10 分钟的时间，超过 10 分钟死亡是不可逆的；我们抢救病人的同时要拨打 120 急救电话。

2.4 // 如何预防猝死的发生？

平时要加强锻炼，要预防高血压、冠心病、糖尿病等代谢综合征的发生。要定期体检，要查血症分析、血糖、尿酸、肝功肾功。要对自己的健康状况有所了解，做到心中有数。有的症状要及时到医院检查，并向医生说明自己的身体状况，及时发现潜在的健康问题，作到心中有数。许多猝死的病人，到医院时，由于病情紧急，医生缺乏对病人身体状况的了解，来不及进行必要的检查，医生只能对症处理，往往耽误抢救时机。

为了能够在出现症状时及时自救，尽量减少猝死的发生，向中年人作如下提示：出现突发症状，如胸部剧痛，疲劳和呼吸困难，头晕头痛，视物模糊要引起足够的重视，要立即到就近医院就医，如不方便就医应按以下自救：①如果出现如下表现，如出现心前区憋闷、不适等，应马上就近找个相对舒服的地方平卧休息。②马上松开裤带、领口，头向一侧倾斜，以免呕吐物引起窒息。③注意保温，因寒冷可能加重血管收缩、血小板聚集。④要测定血压、脉搏、呼吸，对于血压很高者（高压大于 180mmHg 或低压大于 120mmHg）可口服降压药物。⑤如果经过一段时间的休整后，症状仍不能缓解，应马上急送医院抢救。⑥有吸氧条件立刻吸氧。⑦身边带急救药，立刻含服硝酸甘油等用以扩张冠状动脉及增加冠状动脉的血流。⑧如果大汗淋漓且口渴想喝水，立即饮用水，最好是盐水，有输液条件要予以输液。⑨对于出现心跳呼吸停止的要立刻进行人工呼吸、心外按压。应该说最好的治疗方法是到医院，但在条件地点不允许或者在到医院的途中可以采取以上方法。

2.5 // 什么是过劳死？

过劳死并不是医学术语，但是在现实生活中我们常常听到某某人是累死的，这是怎么一回事呢？疲劳是人们常常感到一种症状，大多种情况下它并不代表你患有某种疾病，但如果这种症状持续时间太长，不能缓解，甚至影响到工作生活，那就要警惕你是否处于亚健康状态，或者说你是否患有慢性疲劳综合症。如果你由于工作忙，无暇顾及你的健康，那么你正在透支身体，预支生命，不久的将来，这些人只有十分之一的人有望安享晚年，而大多数的人可能由于各种原因出现过劳死。

2005 年四月份各大媒体报道：著名画家，导演陈逸飞因胃出血在上海去世，发病前，他正在夜以继日废寝忘食的拍摄他的第三部电影《理发师》，尽管他的死因之一是消化道出血，但过度劳累无疑是出血的诱发原因。由于社会的强烈竞争，都市中的工作狂日益增多，他们脑海中只有工作忘记了健康，即使出现疲劳，他们可能也只用喝杯咖啡或吃包方便面的方式来缓解一下，应当指出，长期疲劳感是一种病前期状态和致病因素，上海大学健康教育研究中心对上海市民的疲劳状况抽样调查发现，18~45 岁的中青年将近三分之一的人处于不同程度的疲劳状态，英国科学家贝弗里奇说过：疲劳过度的人是在追逐死亡。早在 20 年前，日本厚生劳动省就正式把工作过度劳累列为职业灾害，且近年又把过度劳累正式列为职业病，并写入日本法律，从以上我们可以看出许多国家已经认识到了过度劳累是对人特别是中青年人健康的一大杀手。从医学角度看，过度劳累的人，身心疲惫，人体的内分泌系统、神经系统处于一种紊乱状态，体内的激素水平难以维持平衡，许多代谢性疾病由此而发，最常见的就是慢性代谢综合症，它包括高血压，糖尿病，高血脂，其后果是诱发心血管疾病，造成猝死。

2.6 // 过劳死的危险信号有哪些？

①"将军肚"早现，国内许多研究表明，腰围臀围的比例是预示代谢综合症的重要指标，腰围越大，寿命越短。②记忆力减退。③频频去洗手间，性能力减退。④脱发，斑秃，早秃。⑤做事经常后悔，易怒，烦躁，悲观，难以控制自己的情绪，⑥很难集中精力做事，心算能力差。⑦睡眠时间短，很难入睡，醒来后不解乏。⑧经常头痛、目眩，医学检查也没有结果。

对于具备以上症状的患者，可定为疲劳综合症，必须要注意休息，调整自己的工作强度，否则是在透支健康，预支生命，追逐死亡。

2.7 // 哪几类人群容易出现过劳死？

①有事业心的人，特别是称得上工作狂的人，他们在工作中好胜心理强，追求完美，体内肾上腺素过度分泌使他们不知疲倦的工作，但高血压，冠心病也会由此发生。

②经济上很富有，工作上很得意，但生活上不注意保养，随心所欲。

③有家族遗传病史，自以为身体健康的人。研究表明，心血管病、糖尿病、恶性肿瘤都与遗传有关，家族中有遗传病史的，如果后天再不注意保健，很容易出现悲剧。

④过分焦虑不善交际的人，此类人内心是痛苦的，常常处于压抑状态，体内的内分泌系统功能低下，很容易诱发疾病。

⑤长期睡眠不足、又很难入睡的人。睡眠是恢复体力、保持健康的生理过程，睡眠不足容易引起大脑及内分泌系统的紊乱，诱发疾病。

⑥没有一点兴趣爱好的人，兴趣爱好是人的生命力所在，没有兴趣爱好的生命是没有灵魂的，培养爱好是缓解压力、消除疲劳的最重要方式。

对于过劳死这一现象我们必须要引起足够的重视，在我们为自己的目标不知疲倦地奋斗时，也要想到自己的健康，对于中青年不论是体力还是脑力劳动者，最好每年进行一次体检，包括血压、血糖、血脂的测定检验，心电图，胸透，以及肝、胆、胰、肾的 B 超。要善于作到劳逸结合，要用唱歌，听音乐，旅游等方式放松自己。要坚持运动，保持心情舒畅，要能作到不生气，遇事要想开，对待事情要拿得起放的下，始终保持情绪的平稳，其次要有一个坚定的意志，坦荡胸怀，豁达心境，凡事不钻牛角尖，以上是预防过劳死最基本的方式和心态。

第二章

男性心理和性发育特点问答

第一节　男性心理发育特点

　　男人的一生，其内心的心理特点随时间的变化而变化。学校、工作、家庭等对男人的心理有较大影响。一卵双生的双胞胎，其心理特点也有较大的不同，这说明了外因对男性心理的影响。但究其内因男人与女人也有着不同。

1.1// 青年期男性的心理特点是什么？

　　青年时期是人生最美好的时期，许多男性对自己未来有太多的憧憬，为将来的事业、人生、家庭努力做全方位的准备。但此期间的性格特点是男性处于血气方刚阶段，情绪不稳定，有强烈的自尊心、自信心。对于事物的发生与发展都有自己的观点，并在许多场合下敢于表达自己的观点。这一时期的青年所谓年轻气盛，更需要社会的理解和关心，也需要大家的宽容，理解和宽容应该来自于同事、师长和领导。青年男性对于社会上很多不合理现象，不合理的条条框框，对于从事的事业都有自己的观点，这些观点尽管有时候不一定正确，不一定切合实际，但这是我们社会要进步、要发展最宝贵的东西。对事物、观念的创新，应该受到支持关心和理解，对于其中某些不正确的东西也要宽容。

　　青年人更需要自己女友的理解，所谓志同道合，宁为知己者死。女友应该能充分认识到男友所从事的事业和工作的伟大意义，并能全身心地支持他，帮助他，这样能使她所爱的人能够获得前所未有的信心与爱情的满足感。

母爱是男青年们最为珍贵的感情，从出生成长到青年，母爱是伴随着整个过程的，对于自己的性格建立，身体的成长起到了关键的作用，尽管此时男青年已经长大成人，但对于母爱的渴求依然如故。研究表明，过早失去母爱的男青年，容易产生心理变态，情绪压抑，并过于渴求爱情的完美。父爱建立了男青年的思维，培养了他们的判断能力，使男青年具有独立的处事能力，受到挫折时能够保持心理平衡。从心理上讲，此时渴望父爱仍是男青年的一种强烈本能需求。

1.2// 中年时期的心理特点

中年一般是指处在 35~55 岁年龄阶段的人，是人生压力最大，责任最大的阶段。孔子说，三十而立，四十不惑，五十知天命，六十而顺耳，七十而随心所欲。四十是不惑之年，这一时期男性对于事物都有自己成熟的观点和认识，他们处在社会和家庭中承上启下，继往开来的中间地位，在工作中是重担在身，在家庭中是上有老下有小，中年人承受了太大的责任和压力，他们是负荷最重的群体，加上身体又正从人生的顶峰向衰老转变，往往让他们感到力不从心，产生一种大好时光即将流逝的紧迫感。自觉或不自觉的加班加点，追回失去的时间，这让他们的身体和精力常常处于透支状态。即所谓透支健康。尽管他们在处理复杂的实物和人际关系中表现出游刃有余，但内心的脆弱依然难以掩饰，所谓男儿有泪不轻弹，只是未到伤心处，中年男人也常常发出活着不容易的感慨。

中年时期固然更需要生活的和谐和默契，但由于商品经济造成的激烈竞争，人与人之间的感情淡漠，让中年人必须去面对这一竞争，因此在生活、工作上更需要妻子、领导的信任和支持，需要与他们能保持和谐、融洽的关系。中年人一般不希望生活中出现大的波动，也不希望感情和情绪再起风波，社会的责任和家庭的重担使其表现出稳健、睿智的特点，当然在闲暇之余，也希望通过幽默、调侃来化解内心的压力。

1.3// 老年人的心理特点

六十岁开始了老年生活，大多数人是刚从工作岗位，从自己喜爱的事业上退下来，心理上首先是很难适应，常常感到无所事事。再加上更年期的来临，更让他们感到烦恼，但通过时间的积累，许多的人都找到了适合自己的事情，例如二次创业，养花，养鸟，抚养下一代，旅游等等，一般老年人有了自己的爱好，有一些事情做大都可以保持心理平衡，心情舒畅。但由于老年人的精力、体力、脑力都受到很大限制，再加上疾病的侵袭，很多人对生活失去信心，这时感情对他们更为重要，夫妻感情、子女亲情几乎是他们生活中最重要的支柱，因此儿女、妻子更应该关心他们的生活，更应该注意与他们进行交流，排解他们内心的孤独。

作为老年人，经过几十年的生活经历，可以说对社会、家庭都有自己成熟的看法和观点，很难有什么事情能够改变他们的观点，所以说固执也是老年人的一个心理特点。

抑郁是老年男性常见的心理特征，严重的将导致抑郁症。老年男性的抑郁与自身的生理变化以及疾病的侵袭有很大的相关性。例如，随着衰老，人的活动量明显下降，肌肉萎缩，骨质疏松都伴随而来，再加上内心的孤独，会引发独立能力和生活质量下降，最终导致对他人长期怀疑，继而引发抑郁症。

国内外研究表明进入老年后，人的个性可能会发生一些变化，许淑连等人研究 100 多名 60 岁以上的老年人发现，约有 50% 的人变得比过去急躁，时蓉华调查 164 名 60 岁以上的老年，发现老年人的急躁、抑郁、自卑、多疑、孤独等性格特征随年龄而增长，老年人的这些个性变化主要是与老年人社交范围变小，经济收入下降，健康欠佳有关，这些变化对老年人来说不是必然的，它完全可以避免，老年人应该通过培养新的爱好，增加与社会、个人的交流，保持一颗平常心来加以克服。

综上所述，如果老年男性认识到自身的生理和心理变化，意识到预防保健的重要性，同时社会、家庭、医生给予他们更多的关注，那么许多老年男性的心理健康问题会得到明显改善，老年人的生活会更有意义，更加幸福。

1.4// 男性存在更年期吗？

早在 1939 年，Werner 就首先提出 50 岁以上男性可能会出现失眠、潮热、性功能减退、抑郁、易疲劳等与女性更年期相似的症状，将其称为"男性更年期"。

由于男性更年期的症状不像女性那样明显，也没有一个生育终止期；再者不是每一个男性都会出现男性更年期，因此男性更年期的概念引起了许多争议，有学者认为男性不存在男性更年期，那些所谓的男性更年期症状是某种疾病的反应，但经过了半个世纪的争论，大多数学者接受男性更年期的概念，在 1998 年召开的第一届国际老年男科学会议上被进一步确认。

男性更年期主要是由激素水平下降所致，其原因是多方面的，其中衰老是主要原因。目前认为，男性更年期一般发生于 40~50 岁之间，最早可提前到 35 岁，最晚可到 65 岁出现，它是人由中年过度到老年的特定心理生理变化，大约有 40% 的中老年会出现不同程度的更年期症状，它是男性体内激素和心理状态由强盛变为衰退的过度阶段，当这一阶段表现的过于激烈，并出现一定的身心症状时成为男性更年期，我国著名的泌尿外科专家郭应禄教授认为男性更年期这一生命现象的病因是多元化的，人们的表现也是多样化的，它不是一个单一的疾病，是一组疾病现象的总称，建议将男性更年期的名称改为男性更年期综合症更好。

第二节 男性性心理发育特点

2.1// 儿童性心理发育的特点有哪些?

男性天生即被赋予了强者的属性,对其的后天教育也是要为塑造一个强者而铺展开来。男性的天性就争强好胜,不服输。这也正是男性的优良品质。从大脑发育看,7岁以上脑的发育基本上已经成熟了。0~7岁在教育上起最重要作用的是家庭,在这一阶段父亲对儿子的影响主要是完善儿子的理性思维,逐步培养儿子的判断好、恶的能力。0~2岁的婴儿对于可以用手摸、口吸的一切对象都会产生眷恋,从这一点上看,孩子的整个身体都是性感带。经常抱抱孩子,揉揉孩子的脸颊,通过肌肤之亲控制孩子的欲望。2~3岁的孩子认识到男女生殖器的差异,对性的好奇心增强。4~7岁的孩子对自己是男孩还是女孩有了明确的认识。男孩会把自己和爸爸等同,女孩会把自己和妈妈等同。对学龄前儿童的性教育应该正确告诉他们男女有差异但没有差别,性别没有好坏之分。给孩子讲明不能模仿性行为的理由。当孩子手淫时通过带孩子上游乐园、购物或其他游戏转移孩子的注意力。一般孩子满5岁后手淫就会自然消失。同时应告诉孩子如何预防性暴力,进行自我保护。总体来说男孩更有独立从事,或完成某一活动的思维倾向。

2.2// 青少年男性性心理有哪些特点?

到青春期,青少年男子性发育逐步成熟,随着性发育的逐渐成熟,在性心理上也将出现一系列的变化,首先性心理的形成与性思维和性本能的出现有密切关系,青春期男子阴茎、阴囊已经开始发育，雄性激素刺激使男性肌肉较女性发达，喉结突出，胡须出现，声调改变，让男孩意识到自己与女性的差别。梦遗、阴茎的勃起让男孩对自己的身体有一种神秘感，这使他们往往渴望了解自己，了解与女性的差异。他们对性意识由不自觉到自觉，对性的兴趣由无知到向往。由于对性的无知，他们性意识才刚刚开始，多处于朦胧状态，加上青春期本身的情绪不稳定，易变化，有时对性有过度的好奇、幻想。有时也让青春少男处于手足无措不能自拔的状态，手淫往往是让自己解脱一下的方式。

男性青春期的性心理发展通常经过 3 个阶段。

第一阶段；疏远女性期：

此期为青春期开始的头 1 至 2 年，由于自己意识到身体与女性的差异，出于本能的害羞和矛盾的心理，他们对女性多采取回避、冷淡态度，男性与女性在共同学习和课间活动中不能很好的合作，有时还会出现对立情绪，在他们的思维里，男女应该界限清楚，应该保持距离。

第二阶段；主动接近异性：

此期为青春期的中期，随性机能的进一步成熟，性意识进一步发展和完善，男性开始对女性出现天生的好感，男女彼此在感情上有吸引，青春初期疏远女性的心理不复存在，代之出现的是对女性的好感，渴望与女性的交往，并设法能用自己的特点来吸引女性，在各种社交活动中表现出对女性的热情和主动。

第三阶段；恋爱期：

此期是由青春期过渡到青年期的阶段，少男随着心理、性器官的成熟，对异性的渴望已经化为大胆的追求，主动的接触，其目的明确就是要找到自己的爱人。恋爱期有人认为是一种"神经病"状态，对爱情赋予无限的美好和温情，认为爱情是人生的最高神经生活，是自己的全部，所以说初恋是人最值得回忆和最美好的经历。这一时期爱情可以说是最纯洁的，它完全来源于情，不附加其他任何条件，在此期间正确引导青年，不要简单粗暴地干涉他们的情感，要尊重并逐渐加以诱导，否则会给他们造成感情创伤，不利于性心理的成熟，甚至产生逆反心理。

2.3// 中年男性的性心理有哪些特点？

在性生活方面，由于年龄的增加和生活工作上的压力使有些人性兴趣大减，许多人在过于忙碌和压力面前几乎忘记性生活这一种重要的事情，也有有些人兴趣不减当年，性生活保持着良好的质量和频率，但性的神秘感和对妻子的新鲜感已经荡然无存。面对这些问题，中年人必须在工作和生活中要找到一种适合自己有效释放压力的方式，比如可以选择旅游、长跑、钓鱼、唱歌等方式，在性生活方面要更多地注意与妻子的情感交流，要始终看到妻子的优点，防止因为一些小事情而争执不休，影响感情。有了和妻子的良好感情基础，性生活仍然可以美满如初。

2.4// 如何解读老年男性的性心理？

随着年龄的增长，老年人的性欲、性唤起、性行为明显减少。老年人性活动减少的原因有社会和家庭原因，社会因素包括社会伦理道德，生活条件，经济状况。家庭因素有夫妻关系问题、爱人健康问题、子女的生活状况等等许多因素，这些因素的综合作用使老年人的性活动明显减少，应该说保持和谐的性生活是人类的天性，老年人也不例外，性生活是人类生机的体现，和谐的性生活对于男性健康是有益的，应该让老年人认识到性欲、性兴趣和性生活不是随着年龄的增长而一定要消失的，保持一份性兴趣是生理和心理的需要。

老年人性生活也存在个体差异，对大多数老人来说，尽管有时也有性冲动，但大多数情况是心有余而力不足；但也有部分老年人即使到 80 岁仍然保持很高的性生活频率，以至于由于爱人的健康问题或丧偶，使他们性生活难以满足，有调查表明 70 岁以上健康男性有三分之一仍有手淫习惯，随着我国的老龄化的加速，老年人的性生活也逐渐成为社会问题，目前我国艾滋病在 60 岁以上的老年人群中屡见不鲜。

了解我们自己的结构
——男性的泌尿生殖器官解剖特点

西方《圣经》中介绍说：人是上帝创造，上帝先创造男人，然后用男人的肋骨创造了女人，从这里我们似乎可以看到男人与女人之间存在着解剖上的巨大差异，其实不然，从现代解剖学上看，男人与女人主要的差别在于泌尿生殖系统，从基因上看人的染色体（即人的遗传物质，它是由基因组织）有 23 对，其中有一对性染色体组成，男人的性染色体是 XY 而女人是 XX，正是由于这条染色体的不同，造成了男性解剖学上的特殊性。

众所周知泌尿生殖系统的器官是由于双肾、双输尿管、膀胱、前列腺、尿道、阴茎、双侧睾丸、附睾、输精管、精索组成。其中男性泌尿器官，也就是参与尿液形成、排泄的器官只有肾、输尿管、膀胱、尿道；而生殖器官是睾丸、附睾、输精管、精索、阴茎，而尿道是排尿和排精共同通道。这里需要指明的是我们平时所指肾亏、肾虚是中医名词，祖国医学中肾的概念包含有性和生殖的内容，将性功能不良、不生育等都归属于肾脏功能紊乱、阴阳失调。而西医指的泌尿和生殖是两个不同的系统，尽管它们有某些联系，但在解剖、生理上还有很大的差别。

第一节　男性性器官解剖特点

1.1// 男性性交器官——阴茎

阴茎，中医称阳具，它是由三条柱状海绵样组织组成，其背侧为阴茎海绵体，其外有坚韧的白膜包饶，其腹侧为尿道海绵体（如图），阴茎的大小不是与身高成正比，也与肥瘦无关，国人的阴茎大小约为 9~10 cm 大小（非勃起状态），阴茎前端的膨大称为龟头，其前方有尿道开口，它是尿道海绵体的膨大，其外包绕的皮肤为包皮，正常情况下龟头是显露在外的，如果龟头被包皮完全包绕，称为包皮过长，龟头不能人为的翻出包皮称为包茎。

内泌尿外科专家江鱼测定了 470 例男性青少年和 100 例成年男子阴茎的非勃起状态下的长度，结果如下。

表一：阴茎的非勃起状态下的长度：

年龄（岁）	长度（CM）
7~8 岁	2.8~3.0 cm
9~12 岁	3.0~4.0cm
12~15 岁	4.0~6.5cm
15~17 岁	6.0~7.0cm
>17 岁	7.0~9.8cm
成年男子	9.05 ± 0.5cm

表二：阴茎牵伸长度参考值

年龄	长度（CM）
5~10 岁	6.25 ± 1.0cm
12 岁	7.0 ± 1.6cm
14 岁	9.40 ± 2.5cm
16 岁	12.2 ± 2.3cm
18 岁	13.0 ± 1.6cm

一般中国男子阴茎勃起长度为 13cm，范围在 10.9~15.3cm，在评价阴茎大小是否正常，一般选用阴茎的牵伸长度，成人阴茎的牵伸长度小于 5.5cm，可视为小阴茎。

1.2// 产生精子的部位——睾丸

睾丸，左右各一，位于阴茎根部下方的阴囊内，睾丸的背侧附着像蚕样的囊样器官，称为附睾，我们平时完全可以清楚的摸到，有时候有些人自己摸到附睾后，错误地把它当成是一个异物来就诊，其实它是储存精液的器官，而睾丸是产生精子的性器官，睾丸产生的精子首先输送到附睾。附睾有时候会发炎，称为附睾炎，附睾炎最常光顾中年人，是造成中年人生殖系统痛苦的原因之一，但近年来小孩的附睾炎也时有发生。

睾丸内是众多的小管状结构组成，我们称为曲细精管、直细精管，它们相互有序的排列在睾丸内，其总长大约 6 米左右，精子就是在其内发生的。

1.3// 媒体最关心的器官——前列腺

前列腺是性器官，它参与了精液的产生，前列腺位于盆腔内，我们从体外看不见，也摸不到，它上承膀胱，下达会阴，其中间有尿道穿过。前列腺的大小一生变化最大，新生儿前列腺我们几乎是探测不到，到青年时前列腺约 20g 左右，大小像我们常食用的板栗，约 2 ㎝ ×3 ㎝ ×4 ㎝，随着年龄增加，前列腺也逐渐增大，50 岁以后前列腺生长速度加快，当然这也存在明显的个体差异，有些人其前列腺终身变化不大，而有些患前列腺增生的病人，从其手术切除的标本看前列腺可达苹果大小。

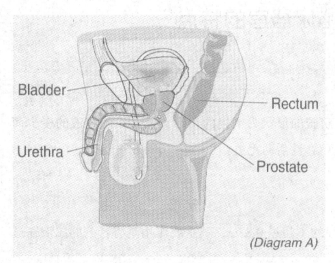

图一：膀胱、前列腺、尿道示意图。

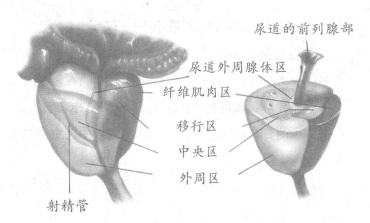

图二：前列腺局部分区示意图。

第二节　泌尿器官的特点

2.1// 储存尿液的器官——膀胱

俗称尿囊，顾名思义为潴留尿液的器官，膀胱的形状为倒置的梨形，其大小随尿液的多少而变化，膀胱最大容量为800ml，膀胱与男性的生殖、性活动无关。

2.2// 肾和膀胱之间的桥梁——输尿管

输尿管是上接肾脏，下连膀胱，其管腔直径约不超过0.8㎝，其主要作用是将肾脏的尿液输送到膀胱，它与性、生殖功能无关。

2.3// 男性最关心的器官——双肾

肾俗称腰子，它是产生尿液的地方，人体肾脏左右各一，左肾稍大于右肾，每个肾大小约3㎝×6㎝×12㎝，其形状如蚕豆样，它与人的生殖、性功能无关。中医所称的肾与西医所说肾的概念不同，中医肾的概念含有生育、性的含义。

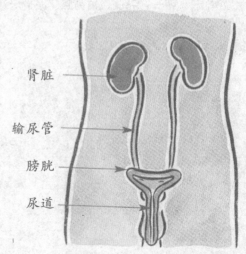

肾脏

输尿管

膀胱

尿道

图三　男性泌尿系统示意图

第三节　男性与女性身体解剖特征概述

比较男女性身体的特点

男性与女性在解剖上除了泌尿生殖方面不同外还有以下特点

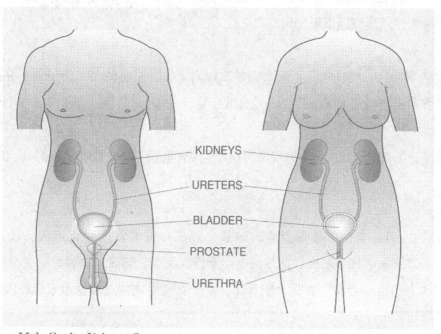

KIDNEYS

URETERS

BLADDER

PROSTATE

URETHRA

Male Genito-Urinary System　　Female Urinary System

图四　男性与女性泌尿系统示意图

①男性阴毛分布特点

男性阴毛分布为典型的菱形，也有少数为盾形分布，男性阴毛可向脐周扩展，也可进一步向大腿内侧延伸。有些男性不育病人的阴毛呈不卷曲，挺直。女性在乳房发育后，阴毛才出现，其分布的特点为典型的倒置三角形。男性中有不少人长有胸毛，而女性则无胸毛。

②乳房

男性乳房不发达，乳腺永远停留在婴儿状态。女性乳房在青春开始发育，到青春后期发育渐趋丰满、挺拔、膨大为半球形或圆锥形。

③臀部

男性的骨盆为漏斗状，腰杆笔直；而女性臀部浑圆丰满，脂肪较多，为了利于分娩，其骨盆较男性宽大，女性骨盆入口横径大于前后径，骨盆低而宽。

③喉结

男性喉结在青春后期，开始突出，出现变声现象，声音低沉。而女性喉结不明显，因其声带增长，说话声音高尖。

④体形

男性肌肉发达，肩宽背阔，腰部挺直，胸部、腰部、臀部宽度变化不大，线条不明显。女性肩窄、腰细、臀部浑圆、线条明显，曲线很美。女性的关节、韧带的弹性好，关节灵活。

男性总体来说其肌肉、骨骼、五脏大于女性。由于女性生理特点和性激素等原因的影响，也决定了女性的平均脂肪较男性多。

第四章

男性的泌尿生殖生理特点

第一节　了解男性特有的功能
——男性性器官生理特点

　　男性的解剖生理特点本身就决定了男性与女性的不同，它们是男女差别最基本的特征。它们也决定了男性与女性思维方式、审美观点、爱情取向等等精神领域的差别，当然男女性在精神方面的差别是有限的，是微小的，相同是主流。希望通过下面的讲述，让男性朋友能了解自己，认识自己的身体，更好的保护爱护自己。

1.1// 如何认识神秘的阴茎勃起现象？

1.1.1　阴茎勃起现象的本质是什么？

　　男性朋友都有这样的经历，在早上起床时，有时阴茎是膨大变硬的（称为勃起），这是什么原因呢？我们通过回忆可以想起早上阴茎的勃起往往伴随着憋尿，也就是想小便，就是说早上阴茎勃起与膀胱的充盈有关，这是什么原因呢？让我们了解一下阴茎勃起的原因，首先我们从解剖知识中了解了阴茎是由三个柱状的海绵体组织组成，

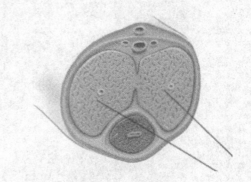

Vasoconstriction = Flaccidity

这些海绵体组织其实就是血窦，阴茎勃起的开始与结束是海绵体组织充血开始和结束的过程。当有性刺激时，支配阴茎的神经末梢释放一些被称为神经递质的物质，它类似于我们常说的激素，这种

神经递质引起阴茎血管的扩张，血管内流入阴茎的血液大于流出阴茎的血液，结果产生勃起，性交后，由于神经递质的代谢消失，血管扩张消失，血液从阴茎回流加快，阴茎勃起消失。

注：性刺激后，阴茎神经末梢产生的神经递质为一氧化氮，它可以引起肌肉的松弛，血管的扩张和勃起。

1.1.2　阴茎勃起的分期

阴茎的勃起过程分为五期：

（1）松弛期：即非勃起状态，也就是阴茎常态。

（2）肿大期：流入阴茎的血流大于流出阴茎的血流，阴茎开始勃起。

（3）完全勃起期：此期阴茎完全勃起，但仍有动脉血流流入阴茎。

（4）强直期：进出阴茎血流停止，阴茎内压力达到最大。

（5）肿大消退期：此期静脉回流增加，阴茎内压力下降，阴茎疲软。肿大消退期又分为消退初始期、缓慢消退期、肿大快速消退期。

1.1.3　阴茎勃起的类型

（1）反射性勃起：它是由直接刺激阴茎或周围组织引起的阴茎勃起。

（2）心因性勃起：它是由听觉、视觉、嗅觉及幻觉对大脑产生刺激，从而引起阴茎的勃起，这种勃起在年轻人中多见，老年人中少见。

（3）夜间勃起：睡眠时的阴茎勃起，几乎所有的健康男性都有这种勃起，大到老年人，小到婴儿，有无夜间勃起可鉴别勃起功能障碍是否是由阴茎本身的疾患引起。

1.1.4　年龄对阴茎勃起的影响

众所周知阴茎勃起随年龄的增加而减弱，这种衰减，即表现在阴茎勃起的频率，又表现在阴茎勃起的强度。其次随着年龄的增加，勃起所需要的刺激更强，而情欲高潮的强烈性、持续的时间和次数都随年龄而有所减弱，其中也包括夜间勃起，但是许多健康男性终生保持勃起。

1.1.3 男性激素对阴茎勃起的作用

男性激素又称雄激素，主要包括脑垂体分泌的卵泡刺激素和黄体生成素、睾丸分泌的雄激素，其它还有许多激素，这里不赘述。卵泡刺激素刺激睾丸分泌雄激素结合蛋白，而黄体生成素刺激睾丸合成雄激素。

雄激素的水平对维持正常的性欲非常重要，对勃起功能也有明显的影响。中国古代的太监由于睾丸和部分阴茎被阉割，体内几乎没有性激素，性欲明显减低，阴茎残端几乎没有勃起。研究表明雄激素增加勃起的硬度，维持正常性欲而对勃起频率无影响。

1.2// 如何认识射精现象?

1.2.1 泄精:

在性兴奋时，随着阴茎的勃起，性刺激的加强，附性腺内的精子随着输精管道（即包括附睾、输精管、射精管）的蠕动将精液输入到前列腺段尿道，即后尿道，称为泄精。

1.2.2 射精:

泄精完成后，性高潮出现，会阴部尿道周围的肌肉强力收缩，使泄精后位于前列腺段尿道精液团块经尿道口射出，称为射精。射精的射程约 30~60 公分。这里需要说明两个问题:

射精时为什么尿液不会同时排出？这是因为人体尿道有两个括约肌，一个位于膀胱颈口的内括约肌，一个位于尿道膜部的外括约肌，在射精时，膀胱颈口的内括约肌是紧张收缩状态，而外口括约肌是舒张的，故膀胱内的尿液不会排出，而处在内外括约肌之间的前列腺段尿道内的精液可以顺利射出，这也同时回答了另外一个问题，即为什么精液不出现在尿液中，其原因就是由于膀胱颈部的内括约肌收缩所致。在因前列腺增生被行前列腺切除的病人中，由于破坏了内括约肌机制，病人泄精时，精液逆流入膀胱，而不出现射精，也是此原因。健康男性每次可射出 1~12 ml 精液量，量的多少与性交频率有关，性交频率多，则每次射精量少，颜色也淡，长期禁欲的精液为黄色。每毫升精液约含 0.2 亿~4 亿个精子，如果小于 0.2 亿个精子，则不易使卵子受精。

1.2.3 性交时间和性交频率的问题

性交时间的一般指从阴茎插入阴道到射精的时间，也称为射精潜伏期，也就是约等于做爱的时间，Newman 等调查 2814 名正常男性的性交时间，发现大多数人（约占 75.5%）的性交时间在 3~15 分钟，约 7.33% 的人性交时间大于 30 分钟。

世界著名安全套公司杜蕾斯公司发表了一项全球性调查报告，经对全球 35 万人进行调查发现，法国人每年人均发生 137 次性行为，是世界上最喜好性生活的国家，而全球每年人均性行为的次数只有 103 次，希腊和匈牙利排在其后，分别是 133 次与 131 次，日本以每年人均 41 次位居最末。

年龄与性交活动的关系

年龄（岁）	有性活动的 百分率（%）	每月性活动频率（性交和手淫）
<16	95	11
16~20	99.3	11
21~25	99.6	11
26~30	99.5	12
31~35	99.7	11

（续表）

36~40	99.5	11
41~45	99.1	8
46~50	97.5	7
51~55	96	6
56~60	95.3	5
61~65	81	3
66~70	73.3	1

从此表看50岁以后每月性活动频率有较明显降低。老年人（65~70岁）仍有70%的人有性活动。

1.2.4 谁控制射精？

射精是受大脑射精中枢的控制和调节的，它是一种生理反射，其中支配阴茎的植物神经起调节作用，人们的对射精反射的控制是多方面的，复杂的，目前尚不十分清楚。

1.3// 精子是如何产生的？

1.3.1 精子的产生

精子是由睾丸产生的，睾丸内的曲细精管是产生精子的部位，曲细精管上有产生精子的细胞，我们称为精原细胞，还有支持精子产生的细胞称为支持细胞。精子的生产是从青春期开始的，从精原细胞到精子产生经历了：精原细胞——高级精母细胞——次级精母细胞——精子细胞——精子——成熟的精子脱离支持细胞进入管腔。

精子的生成经历了三个阶段：（1）精原细胞增殖期（2）精母细胞减数分裂期（3）精子期。

这三个阶段，历时 64 天，也就是说从精原细胞到精子需要 64 天，它经过 4 个生精周期，每个生精周期为 16 天，生精周期指生精细胞在产生精子过程的阶段变化周期，例如：精原细胞到初级精母细胞。

64 天就是一个精子从产生到结束需要的时间。在日常生活中，越来越多的人重视优生优育，常常提出我现准备要小儿，我应该戒酒、禁烟多长时间？或者说我服用过一种对生育有影响的药物，我应该停药多长时间才能要小孩？类似这种问题有很多，通过上面的知识我知道产生一个精子通过 4 个生精周期，共 64 天，如果对精子不产生影响，戒酒、禁烟或停药等等至少需要 64 天。

1.3.2 男性激素对精子产生的作用

男性激素主要包括脑垂体分泌的卵泡刺激素和黄体生成素、睾丸分泌的雄激素，其它还有许多激素，这里不赘述。卵泡刺激素刺激睾丸分泌雄激素结合蛋白，黄体生成素刺激睾丸合成雄激素，雄激素直接调节精子发生的各个节段。精子发生的调节远比人们想象的复杂，参与其中的激素目前知道的达数十种之多。

雄激素维持生精作用，有实验表明当大鼠的垂体摘除，睾丸产生雄激素减少，精子停止在初级精母细胞阶段，注射雄激素，生精过程继续。

总之，雄激素可刺激生殖器官的生长发育，促进男性第二性征出现并维持其正常状态。（男性第二性征即表现为男性的胡须、喉结等等。）其次，维持正常的性欲。第三，促进蛋白质合成。

1.4// 精液是由哪些物质组成的？

精液由精子和精浆两部分组成，其中精浆占 90%，精浆是由附睾和前列腺、精囊腺的分泌物组成的。

精液为灰白色，如果禁欲时间长则为黄色，其量为 2ml 左右，PH7.2~8.0，含精子数 > 40×106/

一次。精子活力：射精后 60 秒内，50% 的精子具有前向运动的能力。精液内的白红细胞应少于 $1 \times 106/ml$，增多表明有精道的感染，其最常见的为前列腺炎。

精液的其它成分包括果糖、锌、α—葡萄糖苷酶、酸性磷酸酶。

1.5// 精液异常有哪些表现形式?

①少精子症：即精液内精子含量少于 $20 \times 106/ml$，其主要为产生精子的能力低下。其中原因很多，环境因素我们不能忽视，根据统计，近 80 年中世界男子精液中精子数减少约 50%，其中环境因素为主要原因，其中包括：大气的污染、水质的下降、食品不安全等等；为了优生优育，就我们能把握的因素，我们应该做到：第一避免阴囊的高温，特别是年轻未育的男性，禁止阴囊的局部电疗，不易进行坐浴、长期频繁的泡温泉。二避免接触油漆、农药等化学物质。三禁止服用某些抗肿瘤的药物。

②多精子症：即一次射精精子数量大于 $250 \times 106/ml$，精液也无其他异常。男科门诊中多精子症少见，此种不育多为精子数量过多妨碍精子的游动，精液内能量消耗过快所致。

③无精子症：即精液内无精子。其原因主要有：A：儿童时期患过病毒性腮腺炎，表现为面颊部腮腺的肿大，其中 30% 可能合并双侧睾丸炎；B：先天性精道部分缺失、阻塞。

④死精子症：精液内死精子超过 50%，即可诊断为死精子症，其原因复杂。

1.6// 前列腺液是有如何组成的?

前列腺液是精液的重要组成部分，其占精液量的 30%，是一种稀薄的液体，其色为淡乳白色，其成分有大量的卵磷脂小体、锌、蛋白质、酸性磷酸酶、柠檬酸盐。前列腺液有一种特殊的气味，它是前列腺液内的精胺，被氧化后形成挥发性碱的气味。临床上主要依据前列腺液内的白细胞来诊断前列腺炎，正常前列腺液内不含白细胞，或者含量很少（显微镜高倍镜下每视野小于 10 个），当前列腺液内的白细胞增多，其主要原因为前列腺炎。患慢性前列腺炎时，前列腺功能受损，前列腺液内的卵磷脂小体明显减少，其它成分亦有所变化。

第二节　男性泌尿生理特点

2.1// 尿液是如何产生的？

众所周知尿液是肾脏产生的，随着尿液的排泄，体内的许多代谢废物被排出，从而维持人体正常的内环境。那么肾脏如何生产尿液呢？首先尿液来源于血液，它是血液经过肾脏过滤后，将红细胞、白细胞、蛋白质、葡萄糖、氨基酸、大部分钾、钠、钙等电解质保留，而将氨、尿胆原、水以及肌酐等代谢产物排出体外。

肾脏主要是由 100 万个肾单位结合而成，肾单位实质是肾脏滤过血液的最小单位，它是一个毛细血管球，如果说毛细血管是毛线，那么肾单位就是一个毛线团，只不过毛线团的外周有一个囊，血液从血管球滤过后，大部分蛋白质、红细胞、白细胞被带走，而其它一些小分子物质被滤出到肾小球外囊内，再经过重吸收将许多有用的电解质（如钾、钠、氯、钙）、葡萄糖、氨基酸、98% 的水分吸收，剩余排入肾盂内，通过输尿管的蠕动排入膀胱，正常人一天有 1000~2000ml 尿液，少于 800ml 尿液称为少尿，少于 400ml 尿液称为无尿。

抗利尿激素、肾素、血管紧张素、醛固酮等许多激素参与尿液产生的调节，其作用机制很复杂，这些激素调节机制如果出现紊乱，就会产生高血压、多尿、低钙血症等一系列问题。

肾脏除了产生尿液外，还有内分泌功能。它产生的红细胞生成素维持人体正常红细胞的产生。有一种称为肾性贫血的疾病就是因为肾脏产生这种激素过少导致的。

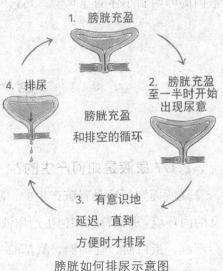

膀胱如何排尿示意图

2.2// 尿液是如何排泄的？

尿液从肾脏经输尿管被运送到膀胱，当尿量增加到300—400ml时，膀胱便出现节律性收缩，人感到有排尿感，当地点、条件许可，膀胱收缩，尿道内外括约肌开放，将尿液排出体外。正常人排尿大约需要20秒，尿流速度男性平均大于10ml/秒，女性平均大于15ml/秒。

2.3// 排尿异常的表现有哪些？

排尿次数过多称为尿频，常常是由于膀胱炎、前列腺炎、糖尿病等引起。

膀胱中尿液充盈过多而不能排出者称为尿潴留。尿潴留的发生有许多原因，首先男性老年人多为前列腺肥大，女性多为膀胱颈部梗阻，年轻人多为前列腺炎、饮酒、服用药物等。

尿失禁是指对排尿失去意识控制尿液在不知不觉中排出或流出。其原因很多，如男性的括约肌损伤所致的真性尿失禁、女性盆底肌肉松弛引起的压力性尿失禁，脑梗塞、脊髓损伤等也是尿失禁的常见原因。

第五章

小儿男性常见疾病问答

第一节　包茎和包皮过长

1.1// 什么是包皮过长和包茎?

包皮过长是指阴茎前端皮肤过多将阴茎龟头包裹，平时龟头不能外露，但龟头可以翻出；包茎是在包皮过长的基础上合并有包皮口狭窄，龟头不能翻出包皮囊外。

包皮过长、包茎在小儿中发病极高，随着阴茎的发育少数包皮过长可自愈，但包茎由于龟头不能外翻，往往终生不能改变，需要手术治疗。

1.2// 包皮过长和包茎对男性有何影响?

包皮过长和包茎，其主要的危害是第一包皮囊内的污垢由于得不到有效清洗，对阴茎产生刺激，使阴茎容易发炎，即包皮龟头炎。再者由于长期包皮垢的刺激，到成年容易发生阴茎癌。据统计包皮过长和包茎的病人患阴茎癌的比率为健康者的 20 倍，泌尿外科专家有句口头禅"不切除包皮，将来就要切除阴茎"，这句话虽然有点夸张，但它形象的揭示出了包皮过长、包茎是阴茎癌的诱发因素。第二，包皮过长和包茎的人还很容易被传染上性病，由于包皮过长、包茎使许多病菌容易在包皮囊内繁殖，容易诱发发生龟头炎，而龟头炎破坏了龟头的完整性，很容易被梅毒、尖锐湿疣、淋病、爱滋病的病原体所感染。第三，包茎和包皮过长的病人，在性生活时，由于龟头不能或不能充分显露，而造成性快感消失，达不到性高潮。第四，对性伙伴造成危害，由于包皮和包茎过长很容易携带或滋生病原微生物，它同样也很容易将病菌带给女性，给女性健康带来危害，女性的阴道炎常与此有关。第五，小儿严重的包茎可以引发排尿困难、甚至影响膀胱、肾脏功能。有极个别的还可影响阴茎龟头的发育。

1.3// 如何对待包皮过长和包茎？

通过以上分析，我们应该清醒的认识患上包皮过长或包茎应该及时治疗，手术是治愈此病的唯一有效方法，目前世界各地均采用的是包皮环切术，而且此手术简单，可在门诊进行无需住院治疗。

手术的时机：什么时间进行包皮环切术最好呢？我们知道犹太人在刚出生就要进行包皮环切，正是由于此，他们几乎没有发生阴茎癌。在我国，由于健康知识不普及，许多病人到出现反复发生的包皮龟头炎时，在医生的劝导下才行手术，有些人到老年包皮口发生明显狭窄，甚至影响排尿时才行手术。到中老年时行包皮环切，虽然比不行包皮环切术要好，但它以不能减少你患阴茎癌的机率，也就是说中年以后行包皮环切已不能预防阴茎癌的发生。我们提倡包茎在 6 岁以内手术，包皮过长也应在青春期前手术，也就是在 10 岁左右，在此之前应经常清洗阴茎，清洗时应将龟头外翻，将包皮囊内彻底清洗。

还要指出一点，许多小儿由于母亲很仔细，她们常常发现小儿的阴茎龟头部常常有肿物，很担心，很惊慌，常常为此就诊，这其实大多为包皮过长或包茎引起的包皮垢，进行清洗后就会自愈。

第二节 隐睾

2.1// 何为隐睾?

隐睾是病人的睾丸由于各种原因在出生时未下降到阴囊内,隐睾常位于腹腔、腹股沟等部位,病人的阴囊是空虚的。隐睾分为单侧隐睾、双侧隐睾。隐睾患儿出生后 1 年内有可能睾丸自行下降到阴囊,如果 2 年内仍未下降到阴囊,其下降到阴囊的可能性已经很小,也就是说如果隐睾病人出生后 2 年内仍未见睾丸下降到阴囊,这就需要治疗了。

2.2// 隐睾为什么要治疗?

隐睾的病人,由于睾丸不在阴囊,其发育受到严重影响,到成年往往造成不育。正常睾丸位于阴囊内,其温度为 34~35 摄氏度,此温度适合睾丸的发育和精子的产生。由于阴囊有收缩和舒张的功能,在天热时阴囊舒张,天冷时阴囊收缩,这样使睾丸的温度恒定在 34~35 摄氏度之间,有利于睾丸的发育和精子的产生,隐睾的病人其睾丸不在阴囊,其温度和体温一致在 36~37 摄氏度之间,故其发育和生精功能受到严重危害。

隐睾容易发生恶变,隐睾较正常位置的睾丸发生恶变率高 40 倍,它是睾丸肿瘤发生的原因之一。

2.3// 如何治疗隐睾?

手术是最有效的治疗隐睾方案。手术方式是将精索松解,并对睾丸实施固定术。

什么时间手术最合适？通过研究发现 2 岁时如果睾丸仍不在阴囊内，其已有病理改变，也就是说如果 2 岁时隐睾仍未得到治疗，那么其睾丸就已受到损害了，所以我们目前最佳的隐睾手术时机为 2 岁以前 1 岁以后行手术治疗。这个时期行手术治疗后，患儿的睾丸几乎不受影响。

第三节　小儿鞘膜积液

3.1// 什么是小儿鞘膜积液？

鞘膜积液其实是阴囊内包裹睾丸的腔与腹腔相通，腹腔内的液体流入阴囊所致，从解剖学上看阴囊内包裹睾丸的腔称为鞘膜腔，是从腹膜腔来源的，只不过出生后腹腔与鞘膜腔的通道闭合了，如果出生后仍未闭合，则为小儿交通性鞘膜积液。一般新生儿的鞘膜积液，在 1 岁内常可自愈。成人的鞘膜积液多为睾丸鞘膜腔内产生的液体过多所致，常见原因为炎症。鞘膜积液常分为睾丸鞘膜积液、精索鞘膜积液以及交通性鞘膜积液，其病理过程大同小异，小儿以交通性鞘膜积液最多见。

3.2// 如何知道小儿患有鞘膜积液？

鞘膜积液的表现为新生儿出生后或出生不久，发现一侧"阴囊"时大时小，或一侧"阴囊"明显大于另一侧，增大的"阴囊"在阳光下有时透光，似含有液体，这是鞘膜积液的表现。在民间将小儿鞘膜积液称为"气卵子"，是说与患儿脾气大有关。

3.3// 鞘膜积液有何危害？如何治疗？

①影响睾丸的发育，鞘膜腔积液后，睾丸表面压力增加，睾丸血供不良，发育受限。

②交通性鞘膜积液如不及时治疗，可诱发疝气，即腹腔内的肠管等脏器可突入到阴囊，使睾丸产生不适，影响发育。

③影响美观，同时对患儿心理也造成影响。

预防：无良好的方法预防。

治疗：手术，手术时机应在 2~6 岁为好。

第六章

中年男性常见病问答

第一节　泌尿系统结石病

6.1// 何为泌尿系结石病？

　　结石是一种非常古老的疾病，考古学上证明 7000 年前已经有尿石存在，最早发现结石是在公元前 4800 年埃及木乃伊一名 16 岁少年的骨盆中，膀胱切开取石是人类最早的外科手术。我国古代医书《黄帝内经》《中藏经》《褚病源侯论》《医常正传》等都对结石病进阐述，认识到饮食与结石有关，并记述了结石病的症状，以及排石的情况。

　　从疾病形成的过程看，结石病是在尿液形成后在排泄的过程中尿中的某种成份过饱和淀形成的，但结石的确切形成机制很复杂这里不便赘述。当结石长到一定的程度即引起症状，诱发结石病。结石一般是尿液中某种成分的晶体矿化所致。通过对结石的物理化学分析，发现一水草酸钙最多见，其次为磷酸盐、尿酸盐，结石的产生实际反映了人体存在某种代谢异常。只要有尿液通过的部位都可能发生结石，最多见为肾结石，结石的部位不同也反映了结石的发生还存在着某种机制异常。泌尿系结石病包括肾结石、输尿管结石、膀胱结石、尿道结石。其中肾结石和输尿管结石在泌尿外科非常常见。

　　泌尿系结石病男性发病率是女性的 2 倍，发

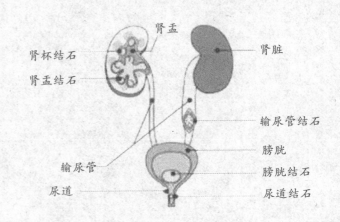

病年龄以 20 到 60 岁最为常见。近年来科学技术不断进步，体外震波碎石的发明及泌尿外科的发展，使 90% 以上的泌尿系结石不需要传统的开放手术即可治愈。

6.2// 泌尿系统结石是如何形成的？

泌尿系统结石是比较复杂的。目前较普遍的认为结石不是某个单一原因造成的，而是由多种因素促成。一般认为自然环境，社会环境，遗传因素，营养状况，代谢异常以及结石病人的泌尿系统自身因素都是造成结石的原因。

①自然环境。结石发生有明显地域差异，地处热带，亚热带，气候湿热，结石发生率较高，我国南方地处亚热带，是世界结石病的高发地区，东南亚诸国、印度北方、巴基斯坦等由于地处热带或亚热带，也是尿石病的高发国。在热带地区，高温气候使人体的水分蒸发过快，尿液形成相对较少，且处于高度浓缩状态，容易促进尿盐的沉淀而引发结石。

人们普遍认为如果饮用水中含钙较高，即水质硬度越高可能越容易引起结石，其实不然，水质含钙量与结石发生并无明显关系。水中的钙首先在人体胃内与食物中的草酸结合，从而减少了钙的吸收。所以饮用水中的钙高低与血液中的钙关系不密切。德国图林根地区水质很硬，但结石发病率并不高，而英格兰北部和苏格兰等软水地区结石的发病率却很高。

②社会经济状况。社会经济发展对结石的发生、结石类型有深刻的影响。社会经济越发达，营养水平越高，膀胱结石的发病越低，而肾结石的发病越高。在发展中国家，经济落后的贫困地区，膀胱结石发病较高，中国解放初期膀胱结石很多，而随着经济的发展，膀胱结石在减少，而肾结石在增多。

③种族的遗传因素。人种的不同尿石症的发生也不同，黑人尿石症的发病率最低，根据资料白

人与黑人发生尿石症的比例为 3.6 ： 1，女性为 14 ： 3。

尿石症与血型的关系：有人发现 B 型血的人发生结石的可能性较小，而其他血型无明显差别。

目前已经明确：胱氨酸尿症、原发性高草酸尿症、原发性黄嘌呤尿和部分高尿酸血症是遗传性疾病，它们可引起泌尿系结石，但由以上遗传性疾病引起的尿石症只占整个尿石症的少数。

④饮食因素与营养状况。动物蛋白，肉类蛋白的摄入过多，可以导致尿液中钙和尿酸含量的增加，以及枸橼酸盐的减少。尿钙和尿酸是结石形成的最基本的物质基础，当尿酸增加后，尿的 PH 下降，PH 值在 4.5~5.5 之间时，最有利于尿酸沉淀，酸性尿有助于草酸钙结晶的形成，枸橼酸盐是一种尿石形成抑制物质，其含量减少增加了尿石形成的危险。

第二次世界大战后，日本饮食的西化，人们的肉类消费猛增，造成肾结石的发病率明显上升。大量高动物蛋白的摄入增加了机体的酸负荷，造成钙和尿酸的排泄量增多，容易诱发结石。

乳制品摄入不足：乳制品摄入不足或乳儿喂养方法不当的地区，儿童膀胱结石常见。随着牛乳消费的增加，母乳喂养乳儿后，儿童膀胱结石已经很少见。

蔗糖：部分正常人和 70% 的尿石症患者，对蔗糖的摄入有强烈的反映，主要表现为肠道吸收草酸钙增加，造成尿钙增高，中国广东盛产甘蔗，也是尿石症的高发地区，对当地尿石症患者调查发现其摄入蔗糖的量高于正常人群。

蔬食，谷类：素食者的尿钙一般较低，人们用米糠、麦麸治疗高尿钙，发现多食用谷类和蔬菜等含纤维较多的食品可使尿钙明显下降，可以起到预防尿结石的作用。

维生素的摄入不平衡，尿石症患者的血液中，维生素 A 的水平较低。维生素 B6 可明显降低尿中草酸盐的含量，可预防尿结石，而维生素 D、维生素 C 的大量摄入却可以诱发结石。

饮食中的矿物质成分：钙和钠的过量摄入可以引起尿钙增加，高尿钙可增加患尿结症的风险。

而镁和枸橼酸的摄入对预防结石发生有一定的作用。

⑤代谢异常。尿石症患者常合并有对草酸、钙、磷等代谢异常。草酸是含钙结石形成的重要因素。尿中草酸10%～15%左右是从饮食中获得的，而其它来源于代谢产生的。在人体不存在代谢异常情况下，肠道吸收草酸的多少是尿中草酸量波动的重要原因。当人体存在对草酸代谢异常时，体内产生和吸收草酸过多，会造成尿结症，在草酸钙接合的形成上，草酸的作用10倍于钙的作用。人体对钙、磷正常代谢是保证血中钙磷恒定的重要作用，当钙磷代谢异常时，诱发尿中钙和磷酸盐浓度的变化，引发尿石症。

甲状旁腺机能亢进、类肉瘤病、皮质醇症、痛风、肠大部切除、白血病等是引发泌尿结石的其他原因。

人体的内在原因：当分泌尿液的泌尿系统出现排泄不畅，如泌尿系统管道出现狭窄等情况时，尿液不能及时排出容易诱发结石，最常见的由于前列腺的肥大引发的排尿不畅，造成的膀胱结石。

感染：泌尿长期反复发生的尿路感染容易造成一种感染性结石，它是一种特殊类型的结石，主要成分为磷酸镁铵和碳酸磷灰石。

6.3// 泌尿结石有哪些类型

泌尿结石是指发生于肾、膀胱、输尿管、尿道的结石的总称。它分为：肾结石，膀胱结石，输尿管结石，尿道结石。

肾结石属于上尿路结石，结石发生大多数位于肾内，一般不引起尿液排泄不畅，早期没有症状，通过肾脏的B超检查很容易发现。

输尿管结石：输尿管的官腔直径在0.6cm左右，输尿管的结石几乎都是从肾脏坠入输尿管的。

输尿管结石跟容易诱发尿液引流不畅，造成肾脏扩张，积水，输尿管扩张。输尿管结石的症状大多很明显，表现为突发的腰痛，疼痛激烈难忍，是泌尿外科最常见的急诊，大多数病人需要紧急处理。

膀胱结石，结石较大，B超很容易发现，症状也明显，主要表现为尿频、尿急、尿痛、偶尔有尿血，其治疗也简单，大多数可以通过经尿道碎石治愈。

尿道结石：少见，一般是膀胱结石排入尿道后嵌钝在尿道所致，它造成病人不能排尿，需要立刻处理。

6.4// 泌尿系结石的危害有哪些？

（1）泌尿系结石形成后，随着结石长大，很容易引起结石所处位置的尿路梗阻，造成尿液引流不畅，例如在输尿管部位的结石，当结石梗阻时间较长时，就会影响肾脏的尿液通过，造成肾脏积水，肾功能损害，在结石病人中，不乏许多因为一枚输尿管结石，最终引起该侧肾脏功能丧失，而不得已切除肾脏。

（2）结石是引发泌尿系感染的一个因素，反过来感染又加速结石的形成。如果不除去结石，泌尿系感染很难治愈。

（3）结石可诱发恶性肿瘤，长期的结石刺激，可引起结石周围的组织恶变，在医疗上有时我们可以看到，一些很大的膀胱内结石.肾内结石，当结石治愈后，病人又突发相应部位的癌症，最常见的为鳞状细胞癌，一般恶性程度较高。

（4）结石可引发肾绞痛、尿频、尿痛、排尿不畅、中断排尿、血尿等症状，造成痛苦，影响健康。

6.5// 如何知道自己患有泌尿结石病?

泌尿结石的主要症状是疼痛，根据结石发生的部位一般输尿管结石表现为腰部剧烈的绞痛，并含有尿血，疼痛为突然发病，一般的止痛不能缓解，通过腹部 X 光片及 B 超能很快诊断。

肾结石早期无症状，一般在查体时偶然发现，有时可出现腰部不适，有显微镜下血尿，B 超 CT 可以明确诊断。

尿道结石主要的症状突然发生不能排尿，伴有阴茎．尿道的剧痛，由以排尿时明显，一般医生经过简单的查体即可明确诊断。

6.6// 如何预防泌尿系结石?

（1）饮食预防

通过多饮水和饮食控制可以预防 64~70% 的复发性结石病人不产生新结石。

大量引水可使尿液产生过多，可以稀释尿中的草酸钙等的浓度，同时尿液可以冲刷排泄已形成的小的结石，增加 50% 的尿量可使结石的发生率降低 86%。正常人 24 小时应保持尿量 2000ML 以上，患过结石的病人则应维持尿量在 2000~3000ML，饮水应均匀分配到全天。饮水本身就有利尿作用，应养成多饮水的好习惯，可以说饮水是预防和治疗结石最经济、又可靠的方法。

动物蛋白的营养很重要，但摄入过多则会增加钙、草酸、尿酸等三种成分危险因素，成人每天蛋白质需要量为 75~90%，应多补充豆腐等植物蛋白。含蔗糖的饮料食品应少吃，因其可增加尿钙，结石病人应严格控制。菠菜含草酸较高，结石病人不宜食用，而其他类蔬菜，水果应大量食用。酒可增加尿酸水平，酒后还容易引起尿液浓缩，对于痛风病人尤其要戒酒。

由于我国饮食中的钙含量并不高，所以现在并不主张限制钙和牛奶或乳制品的摄入，再者，食物中钙量减少会增加草酸的吸收，所以对钙的摄入没有明显的限制。

（2）药物防治结石

饮食又能控制或预防的代谢异常引起的尿石症，长需要口服药物。

第一类药物：降低尿钙和草酸的药物：磷酸纤维素、正磷酸盐、消炎痛可以降低钙的吸收，维生素 B_6 可降低尿中草酸等可以用于预防尿结石。

第二类药物：镁剂、枸橼酸钾、海藻等可以增加尿中抑制结石的活性成分，而起到预防结石作用。

第三类：中医药防治结石，根据辩证，开具适合自己的中药方剂。

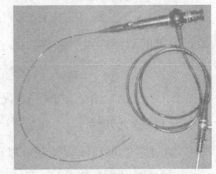

输尿管软镜

（3）定期查体

建议每年行泌尿系超声检查。如果既往有结石病史，建议患者把结石进行结石性质分析，这样可以更加精准地进行预防结石。

6.7// 泌尿系结石的成分与治疗

6.7.1 结石的成分

根据结石的成分不同，又将结石分为①含钙结石，其主要成分为草酸钙和磷酸钙为主，肾结石多为含钙结石，含钙结石也是泌尿外科最常见的结石，约占全部结石的 80~84% ②尿酸结石，主要成分为尿酸，由于尿酸结石含钙少，在 X 线片上不显影，一般通过 B 超和 CT 确诊。尿酸结石病人的尿呈 PH 呈强酸性，结石的硬度低，是唯一一种可以通过药物溶解治疗的结石，一般使用枸橼酸钾．碳酸氢钠口服可升高尿 PH，当尿 PH 维持 7.0 有利于尿酸迅速溶解。原发性痛风病人有 12% 可并发尿酸结石。③胱氨酸结石，主要成分为胱氨酸，占肾结石 1～3% 主要见于先天性肾小管缺陷性疾病。④感染性结石，主要成分为六水磷酸镁铵、磷酸钙和尿酸盐，主要是由于泌尿系统引流尿液不畅，继发尿路感染引起，约占肾结石 15～20% 感染结石生长很快，复发率高，形成主要是由分解尿素的细菌感染所致，此类病人的尿呈强碱性，治疗时不同于尿酸结石，不能碱化尿液，而要酸化尿液，可使用氯化铵 3～9 克／天，分 3 次口服，同时口服抗生素，大量饮水，但至今尚无溶石药物治疗此类结石。

6.7.2 结石治疗

（1）什么样的结石需要治疗呢?

需要治疗的结石主要是指有症状的或者对肾脏，尿液引流有影响的结石，此种结石如不及时治疗将引起肾功能的损害。对于小于 0.5cm 的肾结石可以观察，定期复查。

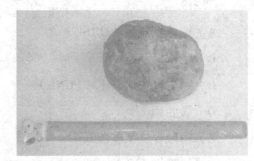

膀胱结石

对于输尿管结石，无论结石大小都需要医院就诊，根据结石大小、部位，泌尿外科医生会给出针对性的治疗方案。

（2）结石治疗的目标是什么?

治疗目标就是清除结石的同时减少结石引起的并发症，挽救肾脏功能，减少痛苦，避免不必要的治疗过程。

（3）体外震波碎石治疗结石

体外震波碎石是利用体外冲击波聚焦后击碎体内结石，使之排出体外。由于体外震波碎石的发展，泌尿系结石的外科治疗已经发生根本的转变。这些新的治疗方法安全性高，容易被病人接受，它已经被泌尿外科医师和患者广泛接受和认可。但是不是所有的结石都适合体外冲击波碎石。主要根据结石的位置、大小、梗阻时间长短、结石的多少、有无并发症等。

（4）目前不开刀治疗结石的方法有如下几种：

①保守治疗＋体外震波碎石（ESWL）。

②内腔镜：

A）输尿管硬镜（URSL）

B）输尿管软镜

C）经皮肾镜取石术（PCNL）

D）腹腔镜

E）输尿管支架管植入术

（5）那些情况不能进行体外震波碎石治疗泌尿系结石？

①怀孕。②无法治愈的泌尿路感染。③输尿管远端梗阻。④无法治愈的出血体质。⑤肾无功能。⑥一般状况差，伴随疾病较多的患者。

（6）肾结石的治疗

肾结石的最大直径小于 2.0cm 都可以考虑行体外震波碎石，有条件也可以经镜输尿管软镜碎石。结石大于 2.0cm 应首选经皮肾镜取石术（PCNL）。或者行肾区切开取石术。在某些特殊情况，也可单独用体外震波碎（ESWL）治疗大于 2.0cm 结石时，可在治疗前先在肾输尿管内插双“J”管再行 ESWL；

（7）输尿管结石的治疗

①不经治疗输尿管结石自然排出的可能性有多大？输尿管结石小于 0.5cm，90%的可以自然排出体外，2~4 周后不能自行排石或者积水进行性加重，不建议继续保守治疗，应行外科干预，结石大于 0.5cm，自然排石率低。

②小于等于 1cm 的位于输尿管近端结石。ESWL 治疗是首选，当 ESWL 治疗失败后，输尿管镜应当作为二线治疗方法。开放手术只能作为挽救措施。

③结石在输尿管近端，1.0cm 以上的结石。处理此处较大结石时，ESWL、PCNL 和输尿管镜都是可以接受的选择。但太大的结石输尿管镜不大适合，只有在某些设备条件较好的地区可以进行。

④小于 1cm 位于输尿管远端结石。ESWL 和输尿管镜都是可以选择的治疗方案，非透视引导下的套石不应选择，开放手术不是首选，只能是一个挽救措施。

⑤大于 1cm 的结石位于输尿管下端。对于大的结石，ESWL、输尿管镜都是首选的治疗方案。腹腔镜适合结石较大、梗阻时间久或者输尿管下端存在畸形。

⑥开放手术。患者存在严重的并发症，结石较大同时梗阻时间久，泌尿道存在畸形，保守和微创治疗失败，存在严重的感染，患者一般状况差等，需要行开放手术。

（8）中药排石汤验方。金钱草 40g 海金沙 30g 鸡内金 15g 石韦 30g 车前子 15g 滑石 15g 白芍 10g 赤芍 10g 川牛膝 15g 川楝子 15g 延胡索 15g 甘草 6g

用法：水煎至 400ml 分早晚温服，日一剂。

如果伴有血尿者加白茅根 15g，伴有便秘加大黄 10g。

（9）针灸可以止痛吗？针灸止痛效果明显，输尿管结石引起的绞痛严重，临床针灸取穴：腰 1- 腰 5 夹脊穴、三焦俞、肾俞、气海俞、大肠俞、关元俞、三阴交、太溪。

伴有消化道症状加足三里穴。

第二节 早 泄

2.1// 如何理解早泄?

伟大的教育学家孔子曾说:"食色性也",性的确是人的天性。和谐的性生活更是延年益寿的良药,早泄的确给许多男性和家庭带来痛苦。2015~2016 年在全球 29 个国家,对近 20 万进行了有关性活动,健康状况的调查,发现早泄是全球男性最多见的性功能障碍,阳痿位居第二位。早泄(prospermia)是最常见的射精功能障碍,以性交之始即行排精,甚至性交前即泄精,不能进行正常性生活为主要表现,发病率占成年男子的 1/3 以上。早泄的定义尚有争议,通常以男性的射精潜伏期或女性在性交中达到性高潮的频度来评价,如以男性在性交时失去控制射精的能力,则阴茎插入阴道之前或刚插入即射精为标准;或以女性在性交中达到性高潮的频度少于 50% 为标准来定义早泄,但这些都未被普遍接受。因为男性的射精潜伏期受年龄、禁欲时间长短、身体状况、情绪心理等因素影响,女性性高潮的发生频度亦受身体状态、情感变化、周围环境等因素影响。另外,射精潜伏期时间的长短也有个体差异,一般认为,健康男性在阴茎插入阴道 2 ~ 6 分钟后发生射精,即为正常。性交时间的长短往往因人而异,它与人的体质、遗传以及性伙伴有关,有少数人的性交时长可长达 30 分钟以上,但绝大多数人不可能达到,也绝不像小说、电视、电影等诸多媒体说描写的那样高潮迭起。性交时间的长短不能强求,许多健康男性,因性交时间短,而来就医者,其实大多数情况不能诊断为早泄。

早泄是男性性功能障碍最常见一种,就早泄的发病机制可归纳为以下几点。

第一、精神心理因素，精神高度紧张，可能在接吻、拥抱时即发生射精，主要为脊髓射精中枢过度兴奋引起。另外蜜月期的性交，或在焦虑不安情况的仓促性交，也见于长期禁欲后的首次性交，此三次情况严格讲不能理解为早泄；他是对性交的过激反应，随着时间、环境、条件的改变，大多数会自愈。

第二、阴茎头敏感性增高，研究表明早泄患者阴茎头部感觉诱发潜伏期比正常人明显缩短。

第三、外生殖器或前列腺疾病，患有精囊炎，前列腺炎。由于精囊是储存精液的地点，也是诱发射精的区域，炎性刺激可使射精提早诱发，出现早泄。男性阴茎敏感过高，

2.2// 如何防治早泄？

早泄这种男性最常见的性功能障碍，给性生活带来了不和谐的音符，对严重的早泄、对于不能插入阴道即发生射精的早泄，要认真对待，它是不育的原因。

目前认为，早泄的病因不只是心理性和阴茎局部性因素，还应考虑泌尿、内分泌及神经等系统疾病因素。

引起早泄的心理性因素很多，如许多人因种种原因害怕性交失败、情绪焦虑，而陷入早泄；年轻时惯用手淫自慰者，总以快速达到高潮为目的；性知识缺乏，仅以满足男性为宗旨；夫妻不善于默契配合；感情不融，对配偶厌恶，有意或无意的施虐意识；担心性行为有损健康，加剧身体的某些固有疾病；性交频度过少或长时间性压抑者；以及女方厌恶性交，忧心忡忡，迫于要求快速结束房事等。凡此种种，皆可导致早泄，甚至出现连锁反应，影响勃起能力。

2.1.1 行为治疗

夫妻关系和睦是治疗早泄的感情基础。射精过快妻子无法达到性高潮，丈夫常遭到抱怨。造成

这种情况原因有两种可能，一种可能是早泄引起，而另一种可能是女性本身性交反应较慢，性高潮也较慢，夫妻双方性高潮不一致引起，对于这一情况也可以通过夫妻双方一天内进行多次刺激，男性要求刺激阴茎达到有射精感时，停止刺激，或用手捏阴茎头部，使射精感消失，如此反复刺激，而不要使男性射精，要控制性高潮的到来，由于男性没有发生射精，故其性欲不会减退，男性一天经过几次性刺激，而没有达到射精高潮，男性就会感受到一种剧烈的性冲动和要求，此时再进行性交往往可以延长做爱时间。对于第二种情况由于它不是早泄引起，而是女性性特点所致。女性的性高潮来的缓慢，可以在一次性交中高潮迭起，但女性性高潮起动困难，与男性常不能谐调一致，有时男性已经射精，而女性的性高潮才刚开始，这不免遭到抱怨，但是对于女性不只是通过阴茎的插入而获得性高潮，有关性反应行为的科学研究进一步表明，大多数女性最喜欢通过直接刺激阴蒂而达到性高潮，阴茎的插入虽然也能导致性的觉醒并能获得快感，但是只有通过阴蒂的刺激才能给女性最大的快感。阴蒂是女性最敏感的性感带，从解剖学上讲它相当于男性的阴茎，因此对于很难达到高潮的女性，或者女性高潮来临较慢的可以通过对阴蒂直接刺激，激发女性高潮的提前来临达到双方和谐的性生活。

2.1.2　按摩疗法

每晚睡前，可用双手指依次揉按双足内外髁下后方、足心涌泉及双足大指，亦可胺顺逆时针方向旋转足大指各 10 次，同时可按压关元、中极、气海、肾俞等穴。

2.1.3　气功疗法

①呼吸法。该法应用于将要射精之前，应停顿 1~3 秒钟，用吸、抵、抓、闭呼吸法，在吸气时，舌抵上腭，同时用逆腹式呼吸，伴提肛动作，练至 100 日左右即可。

②意守法。a）意守丹田法：意守脐下 1.5 寸处，可想象有一个环行物体设在小腹内。此法适用

于虚症患者。

b）意守膻中法：即意念默默回忆两乳之间以膻中穴为中心的一个圆形面积，或意守剑突下心窝区。

③固精法。取卧位，意守丹田。两手心向下，左手心按压在肚脐上，以右手搭在左手背上，先顺时针按摩 36 次，再逆时针按摩 36 次。然后双手食指稍并拢，斜立，以丹田为中心，从心口下按摩到耻骨联合，一上一下为一次，共作 36 次。最后用双手将睾丸兜起，推入阴囊上部耻骨旁腹股沟内，在其外皮上摩擦，先左后右为 1 次，共作 81 次。

a）使用西药制剂，主要有代客、舍曲林等。。

b）减低龟头敏感度：用表面麻醉剂，如 3% 布比卡因软膏，于性交前 5 分钟涂于阴茎头，可延长性高潮 1~2 分钟。使用避孕套，可降低阴茎敏感度，预防性传播疾病的有效方法，它可以延长性交高潮 1~3 分钟，因此性交提倡使用避孕套。

2.1.4 针灸

中医针灸治疗早泄效果是肯定的，辩证施治，合理取穴：

主穴：命门、关元、肾俞、气海、中极

随证配穴：心脾亏损加心俞、神门、太溪、三阴交、阴陵泉、足三里。

2.1.5 西医治疗

①目前药物治疗主要是 5– 羟色胺再摄取抑制剂如舍曲林和帕罗西汀；三环类抗抑郁药如氯米帕明和氟西汀等。但这些药物均有一定的副作用，一定要在医生指导下服用。

②局部用药

主要为局部麻醉药，可于性交前涂在阴茎头，通过局部麻醉作用来延缓射精潜伏期。外用药物如 1% 达克罗宁溶液、1% 丁卡因溶液、2% 利多卡因凝胶、3% 氨基苯甲酸乙酯等。运用局部麻醉剂后，用不用避孕套均可。如不用避孕套，洗净阴茎上的残留药物。需要注意的是，过分延长麻醉时间（30 ~ 45 分钟）可导致勃起消失，原因在于麻醉时间过长会使相当一部分人阴茎感觉麻木。如在房事前不彻底洗净阴茎上的残留药物（不用避孕套的情况下），阴茎局部麻醉残余物的扩散还可导致女方阴道壁的麻木，降低性快感。如患者或性伴侣对局麻药物过敏，则禁忌采用该治疗方法。

③经尿道给药（MUSE）

2.1.6 中医验方

①五倍子 20 克，文火煎煮 30 分钟，再加适量温水，熏洗阴茎龟头，每晚 1 次。来自肖振辉的《五倍子熏洗治疗早泄》。

②丁香 20 克，细辛 20 克，浸入 95% 的乙醇 100ml 内 15 天后，以浸出液涂阴茎龟头部位，涂药后 3 分钟，可行房事。

2.1.7 中医饮食调理

早泄病人饮食宜清淡，不宜肥甘厚味，节食慎酒。可以作为饮食治疗的药物和食物有菟丝子、肉苁蓉、锁阳、覆盆子、杜仲、巴戟天、冬虫夏草、鹿角胶、芡实、淫羊藿、枸杞子、山药、金樱子、黄芪、五味子、当归、薏苡仁、鹿茸、蛤蚧、麻雀、猪小肚、猪腰、鲜虾、核桃仁、栗子、羊腰、狗肉、羊肉、鹌鹑、甲鱼、鹿鞭、鹿肉、蘑菇、海马、粳米、韭菜、韭菜籽、白果、鲜枸杞叶、鹿尾、乳鸽、乌鸡、糯米等。

第一部分

◎车前草煲猪小肚

鲜车前草 60g~90g，猪小肚 200g。将猪小肚切成小块加水，与车前草煲汤，加适量盐。有清利湿热之功，用于湿热蕴结之早泄。

◎胡桃栗子糖羹

胡桃肉 30g ~ 50g，栗子 30 ~ 50g。先将栗子炒熟去皮，与胡桃肉同捣成泥，加入白糖适量拌匀即可食用。有补肾益精之功，用于肾虚精亏之早泄。

◎枸杞酒

枸杞子 60g，白酒 500g。将枸杞洗净，泡入酒中密封，浸泡 7 天以上，每晚睡前饮 1 小盅。有补虚益精、温阳散寒之功，用于阴阳两虚之遗精、早泄。

◎芡实莲子炖龙虱

莲子肉 15g 去皮、芯，发透；龙虱放锅内稍煮去尿，洗净；芡实 20g 洗净。均放入锅内，加水适量，盖严，炖熟，调味饮汤。有补脾涩精之功，治气虚不固之早泄。

◎牛髓膏子

黄精膏 150g，地黄膏 100g，天门冬膏 30g，牛骨髓熬取油 60g。将 3 种膏与牛骨髓油合并，搅令冷定成膏，每日早晨空腹，取 1 匙，温黄酒送服食。有补精养血益肾之功，用于精血亏损、肾气补固之遗精早泄。

◎五味子膏

五味子 100g，蜜 1000g。将五味子水浸后去核，再用水洗，尽量洗尽其味，过滤，加入上等蜜。在火上慢熬成膏，收存瓶中，经过 5 天出火性后食用，每次 1 ~ 2 匙。有滋阴涩精之功，用于肺肾阴虚之遗精、早泄。

第二部分 粥

◎雀儿药粥

麻雀 5 只，菟丝子 30g ~ 45g，覆盆子 10g ~ 15g，枸杞子 20g ~ 30g，粳米 100g。先将麻雀去皮及内脏，洗净用酒炒。用沙锅煎菟丝子、覆盆子、枸杞子，去药渣，用汤与雀肉、粳米同煮成粥，熟时加入少许盐、葱、姜。随意服食，有壮阳益精、补肾养肝之功，用于肾气不足之遗精、早泄。

◎芡实粉粥

芡实粉 60g，粳米 90g。用粳米煮粥，半熟时加入芡实粉，调匀成粥，作早餐食，有补肾涩精之功，用于肾气虚损之早泄、遗精。

◎黄芪粥

黄芪 30g，粳米 50g。先用水煮黄芪去渣，再用药汁煮米成粥，作早餐食。有健脾益气之功，用于脾虚气亏之早泄。

◎莲子茯苓糕

莲子肉、茯苓、麦门冬各等份，研成细末，加入白糖、桂花适量，拌匀用水和面蒸成糕。有宁心健脾之功，用于心脾气阴不足之遗精、早泄。

◎薏苡米粥

薏苡仁 30g，淀粉少许，砂糖、桂花各适量。先煮薏苡仁做粥如常法，米熟烂，放入淀粉糊少许，再加入砂糖桂花。做早点或夜宵食用。用于肝经湿热留滞的早泄。

◎腐皮白果粥

白果 9 ~ 12g，腐皮 45 ~ 80g，白米适量。将白果去壳和芯，与腐皮、白米置于沙锅中加水适量，煮粥吃，每日 1 次，当早点吃。用于肾气虚弱之早泄。

第三节 阳萎——一个具有广泛社会心理学及医学意义的问题

　　阳萎是一个传统的中医名词，勃起功能障碍是它的专用名词，它泛指阴茎（中医称为阳具）不能有效膨大，勃起，以致于不能插入阴道进行性交。人类在很早以前就认识到阳萎，在圣经创世纪中，上帝以阳萎惩罚亚比米勒人，让他们失去性能力，像活死人般，可见阳萎对于男性的伤害。勃起功能障碍（阳萎）、早泄、情欲低落是男人性行为三大致命伤，很多男士很重视自己的性能力，认为丧失性能力等于失去男子气概，丧失自信心与自尊，用逃避社交，可能藉酒精或毒品麻醉自己方式来寻找解脱。我国阳萎的患病率目前尚无统计，阳萎在上海的患病率为 40～49 岁为 32.8%，50～59 岁 36.4%，60～69 岁 74.2%，70 岁以上 86.3%，随着年龄的增加，发病人数逐渐增加。阳萎病理基础是，在足够强度的性刺激下，血液不能充分灌注到阴茎或阴茎血压不能维持阴茎的充分灌注，阴茎不能坚挺，处于疲软状态，其原因是多方面的，有心理性的、血管性的、神经性的，其最终导致阴茎不能坚挺或充分勃起进行性交。它可以是继发于某种生理障碍，也可以是由一种心理性疾病引起。

3.1// 阳萎是如何引起的？

　　①心理性原因。阳萎病人心理特征多表现为抑郁，焦虑，多疑。①夫妻关系不和睦是常见的诱

发因素。男方 8 小时以外的应酬太多，夜不归宿，夫妻感情交流时间太少。家庭中的儿女抚养问题、经济问题、父母赡养问题等不能妥善解决而经常发生争吵影响夫妻感情，继而怀疑妻子有外遇，对自己不忠，对妻子产生敌意，总之夫妻关系的感情基础发生动摇。从工作方面由于工作过于忙碌，工作压力过大表现出对性生活的冷淡和失去兴趣，再者生活的突发事件的打击，如亲人的去世、工作上的重大失误，造成对自己前途的重大影响等等都是阳萎发生的社会心理因素。

②不良性经历。如多次性交的失败，对于婚前频繁的不安全婚外性行为的内疚。丧失了对性功能的信心，从而对性生活产生焦虑和恐惧，影响阴茎勃起。

③性教育的失败。目前对于性教育几乎是空白，许多人对性总是感到朦胧，在成长发育过程中，受宗教、家庭、传统文化及道德伦理观念的影响，认为性生活下流肮脏，这些对成年以后的性生活留下阴影。

④性刺激方式不适当或不充分。某些人喜欢对外生殖器直接刺激，而获得视觉、触觉、意识和情绪的享受，而另外一些人可能要求的刺激方式与手淫的习惯、自己性经历有关，而一般人都需要依靠思维或幻想增加性交效果。如果男性在性交过程中得不到适当和充分的刺激，很难获得足够的性兴奋使阴茎勃起。

⑤精神心理疾病。如精神分裂症、抑郁症可造成阳萎，50%~90% 抑郁症患者对性活动的兴趣减低，同时性功能障碍也常引起抑郁、焦虑。著名的马萨诸塞男性老龄化研究中心发现严重精神压抑者，易怒者和统治欲强烈者，中度阳萎患病率分别为 35%、35% 和 15%，完全阳萎患病率分别为 16%、19% 和 7.9%。

⑥年龄。随着年龄的增长，阳萎患病率也在增加，这是一个公认的事实，在美国统计表明的 20~30 岁阳萎患病率为 7%，70~79 岁为 57%。但年龄并不是直接导致阳萎发生的因素，也就是说阳

萎并不是衰老过程必然要出现的事件，其实许多老年人到 90 多岁仍然有性能力，年龄在阳萎发病只是起到一个推波助澜的作用。随着年龄的增加，心理对性刺激反应减弱，性欲下降，阴茎对于性刺激的敏感性也减低，再加上 45 岁以后，男性性激素水平也下降，这些都是年龄对阴茎勃起功能的不良影响。

⑦吸烟与阳萎的关系。吸烟是引起高血压、心脏病的直接因素，它可以通过影响阴茎血管的血流灌注来引起阳萎，吸烟是否可以直接导致阳萎目前尚未完全肯定，但是阳萎在吸烟者中明显高于不吸烟者，Condra 的调查显示在阳萎病人中，81% 是吸烟者，而 19% 是未吸烟者。吸烟可以引起许多疾病如高血压、心脏病、高血脂，这些疾病都可直接导致阳萎，因此我们不能忽视吸烟和阳萎的关系，戒烟可以肯定能减少患阳萎的风险。

⑧酗酒能引起阳萎吗？中国古代就有古训："酒后不入室"，酗酒可以造成性功能减退是无疑的。少量酒精可以提高性欲望，但大量饮酒的确能降低性能力，长期酗酒者比非酗酒的阳萎患病率明显提高。Lemert 报告 17000 名饮酒 37 年以上者，80% 有阳萎，且戒酒多年后仍有半数未能恢复勃起功能，说明大量饮酒精是阳萎的直接原因。长期酗酒将导致两种危害：一是人体内生物化学的变化，例如雄激素水平降低等。短期内戒酒后上述变化会逆转，但长期酗酒将发生不可逆的变化。二是酒精可以直接破坏睾丸和肝脏细胞，肝脏受损会引起雌激素的代谢减退，导致雌激素水平升高。睾丸损害使雄激素产生减少，从而进一步促使激素失去平衡，阳萎的发生也就容易理解了。

⑨吸毒与阳萎的关系。许多人相信大麻、鸦片、海洛因等毒品能增强性能力。偶尔少量服用如大麻、可卡因和安非他命等这样一些毒品可能在短期会增加性感、延长性交时间，但是大量长期服用毒品和酒一样势必影响男性的勃起，造成阳萎，国内学者杨民报告吸食海洛因者阳萎发生率为32.2%。

3.2// 哪些疾病可诱发阳痿?

许多疾病可以引起阳痿,在某种情况下阳痿是某些疾病的症状,例如性腺功能减退症、帕金森病、动脉硬化等等,这里就最常见糖尿病和高血压引起的阳痿加以介绍,希望能给予大家一点启事。

①糖尿病与阳痿。长期患糖尿病可以引发末梢神经病变和血管病变,可引起支配会阴部阴茎的神经发生变性从而导致阳痿,根据文献报道糖尿病患阳痿者约在50%左右,这与患糖尿病的时间长短、糖尿病的类型、血糖控制的程度有关。调查发现患糖尿病10年以上者发生阳痿的可能性较5年以下者高1倍,患糖尿病时间越长患阳痿的可能性越大,再者非胰岛素依赖型糖尿病较胰岛素依赖型患阳痿的可能性更大。

阳痿可以说是糖尿病的并发疾病,目前尚没有有效方法阻止糖尿病引发的阳痿,只能有效控制好血糖,减缓糖尿病神经血管病变的发生,来控制阳痿的到来。

②高血压和阳痿。一般认为高血压引发阳痿的发病率是15%,可见高血压与阳痿的密切程度。对于高血压大家可能比较熟悉,但对于由它引起的阳痿可能知道的人不多,高血压的最根本的病变是血管病变,这一病变发生在全身的各个血管,其中包括了供应阴茎的血管,但供应阴茎的血管发生狭窄、阻塞后,最终导致阳痿。当高血压患者服用降压药物后发生阳痿的可能性更大,这主要是由于降压药物的副作用,但必须告诉大家,尽管降压药可能引起阳痿,但是高血压的危害大家是十分清楚的,它直接导致心、脑、肾等重要脏器的损害,高血压大大地提高了心脏病、脑血管意外和肾脏疾病的发病率,阳痿也是高血压的并发症,有高血压必须服用药物,但我们可以选择一些与阳痿关系不明显的药物,如使用钙拮抗剂(如伲福达、尼群地平等)。阳痿不会影响我们的寿命,而高血压却直接影响我们的预期寿命,合理的做法是首先要预防高血压的发生,当高血压发生后尽量

选用对阴茎勃起影响小的降压药（详见下表）。

3.3// 哪些常见药物可引发阳萎?

国外统计显示与药物相关的阳萎约为 25%。其中降糖药、降压药、心脏病用药与阳萎的关系最密切。降压药可以使血压下降的同时，也使供应阴茎的血流量不足或压力不够，不能维持有效勃起，下表显示了与阳萎相关的药物。

诱发阳萎相关的药物

降压药	可乐定　利血平　异搏定 利尿剂　β受体阻滞剂
心脏用药	冠心平　二甲苯氧庚酸　地高辛
激素及相关药物	雌激素　黄体酮　保列治　雄激素拮抗剂
精神药品	甲哌硫丙嗪　三环抗抑郁药　胺氧化酶抑制剂　锂剂
抗胆碱药	胃复安　阿托品
其它	消炎痛　可卡因　鸦片制剂　免疫抑制剂

3.4// 如何知道自己患了阳萎，阳萎的严重程度如何?

偶尔一两次勃起困难而造成性交失败不能成为阳萎，根据勃起国际问卷（LIEF—5）可以初步评判阳萎及阳萎的程度。

阴茎勃起功能国际问卷（IIEF-5）根据最近 30 天内的状况评估

	0	1	2	3	4	5	得分
1. 对阴茎勃起及维持勃起有多少信心			很低	低	中等	高	很高
2. 受刺激后，有多少次阴茎能坚挺插入阴道		无性活动	几乎没有或完全没有	只有几次	有时或大约一半时候	大多数时候	几乎每次或每次
3. 进行性交时，有多少次插入阴道后继续维持勃起		没有尝试性交	几乎没有或完全没有	只有几次	有时或大约一半时候	大多数时候	几乎每次或每次
4. 性交时，保持勃起至性交完毕有多大困难		没有尝试性交	非常困难	很困难	有困难	有点困难	不困难
5. 尝试性交时是否感到满足		没有尝试性交	几乎没有或完全没有	只有几次	有时或大约一半时候	大多数时候	几乎每次或每次

　　轻度阳萎评分在 12—21，中度 8—11，重度 5—7，＞ 21 诊断无阳萎。

　　有勃起困难应尽早与自己的性伴侣到泌尿外科或男性科就诊，应将自己的病情，性生活情况向医生坦诚说明，医生应详细了解你的病史，找出阳萎的原因。一般情况下，医生还需要对你进行全面的体格检查，以及必要的抽血化验以了解你发生阳萎的原因，医生、病人、性伴侣的交谈应该是在坦诚、保密、友好的氛围下进行。

3.5// 如何治疗阳萎？

3.5.1 阳萎病人应该开始自己新的生活方式

· 每周 2~3 次有规律的锻炼。

· 戒烟、限酒。

· 饮食应以素食为主，减少脂肪、胆固醇的摄入。

· 保持心情愉快，避免生活中不愉快事件的发生，减少压力，消除烦恼，所谓知足常乐。

找到引起阳萎的其内在的原因，对症治疗。对由心理原因引起的阳萎，可以进行心理治疗和行为治疗，心理医生可以帮助病人减轻心理负担，找到开启你心理的钥匙。

对确系糖尿病、高血压、外伤等引起的器质性阳萎可以采用以下治疗方式。

口服药物例如：伟哥、酚妥拉明、育亨宾、脱水吗啡等，伟哥即万艾可，其化学名为枸橼酸西地那非，目前为最有效的药物，但也应该注意其副作用如最近报告它可以引起失明。与硝酸已戊酯类的降压药合用可引起严重的低血压。同时伴有一些副作用，比如头疼、潮红、鼻塞、视觉异常等。

3.5.2

通过松弛训练消除性交过程中的焦虑和不安，是自我调节的有效手段，与我国传统的气功类似，其实许多气功都是调节情绪的有效方法。

具体方法如下：

①在安静、温度适合的房间内，坐在有扶手的椅子上，双手在扶手上，脱去鞋子，两腿略分开，头部自然下垂。

②闭眼，缓慢地开始深呼吸。吸气时，意守丹田穴，腹式呼吸，腹部扩张，肛门收缩，深吸气后，保持几秒钟，然后慢慢呼出，呼气时，双肩胸部自然放松并随呼气而下沉，肛门放松，直到气体全

部呼出为止，意念应贯穿于呼吸节奏中并用心体会每一次放松时的舒适感觉，总共约 20 分钟。

这种深呼吸的锻炼方式是排除焦虑、杂念的有效方式，也是调节植物神经功能的良好方法，坚持锻炼不仅可以保持心情舒畅，而且对于阳萎、高血压也能起到辅助诊疗作用。

3.5.3 性感区训练

性感区训练是阳萎行为治疗的主要内容，它同时对于早泄、性欲减退或缺乏均有效。在训练期间暂停性交，在经过训练后，双方对于对方的性感区更加了解，因性交失败出现的焦虑和畏惧心理消失，在双方相互的情感交流和理解的基础上再恢复性交。

具体训练如下：

①在安静舒适温度适宜的房间中，创造一种相互理解和温情的氛围，双方开始时，可以讨论一些与疾病、性有关的话题。

②首先，双方寻找到对方最喜欢的抚摸部位，但要避免对性敏感区进行爱抚。抚摸应该是温柔，有一定技巧的，通过抚摸能表达出爱慕之情，能激发出性欲。

②1 周后进入性敏感抚摸阶段，此时双方应该全裸，性敏感区应该包括：乳头、大小阴唇、阴蒂、阴茎、阴囊。通过抚摸激起性兴奋时，立即停止刺激，更换抚摸部位，如此反复，再过一周左右，进入性交阶段。

③性交。当女方刺激男性敏感区达到阴茎勃起时，应采用女性在上的性交体位，双方应该控制节奏、时间、变化体位，达到双方满足的效果。

3.5.4 如何使用伟哥（万艾可）治疗阳萎？

伟哥，又称万艾可，它是磷酸二脂酶抑制剂，可以有效改善男性勃起功能，是目前使用最广最有效的治疗阳萎的药物。整体的成功行房率达 72%。对于心理性阳萎效果最佳有效率为（82%）。

年龄越大，阳萎的病史越长越严重，对伟哥反应率越低，也就是伟哥的疗效越差。 骨盆根除手术引发的阳萎疗效最差（31%）。

高血压引发阳萎。即使超过三种高血压药物，依然安全有效，但不能同时服用有机硝酸盐药物。

糖尿病性阳萎。伟哥是首选，有效率达六成。反应率不受年龄、障碍时间长短、或糖尿病病史长短影响。

尿毒症引发阳萎。口服伟哥有效，但副作用的比例较高；不会影响移植肾的功能，与免疫制剂无交叉作用。

一般使用 50mg，最大剂量 100mg，每天只能服用一次。在口服后 1~4 小时尝试行房。 20% 患者有副作用，都属轻度程度且短暂，脸部潮红最常见（13.5%）。

3.5.5 使用伟哥没有疗效的原因？

①伟哥没有正确使用。其主要原因如下

a）性尝试次数不足 4 次。

b）口服剂量不足，未尝试 100mg，只有 12% 的人只需要 50mg。

c）不知道性刺激的必要性。

②要在身体状况比较好时尝试，空腹服用 100mg，同时增加性刺激。

3.5.6 使用伟哥的注意事项有哪些？

①由于伟哥对阳萎疗效好，使用方便，有些病人可能只注意服用药物，而忽视了对阳萎病因的防治。

②使用伟哥时，要禁忌服用有机硝酸盐类的药物。

③由于性生活与心脏病的发病有一定的关系，不宜进行性生活的心脏病病人，也不宜服用伟哥。

3.5.7 阴茎内药物直接注射治疗阳萎

利用一些扩血管的药物，如前列腺素 E、罂粟碱等经盐水稀释后直接注射到阴茎海绵体内，达到诱发勃起的作用，此方法需要在医生、护士的指导下，经过培训后自行注射，主要应用于糖尿病、高血压等造成的阳萎。

3.5.8 尿道内注射治疗阳萎

此方法简单可以自行注射，用碘伏棉球消毒尿道外口后，可直接将药物注射尿道内。药物厂商都给患者提供了稀释好带有注射器的药物，性交前 15 分钟直接注射内尿道内即可，目前用的药物仍然是前列腺素 E 类的，其副作用有尿道刺痛。

3.5.9 真空装置治疗阳萎

此装置利用真空管将阴茎置于此管内，将管内空气抽净，形成负压，这样全身的血流在阴茎处于负压状态下，容易回流到阴茎，激起勃起，勃起后即可性交，此方法简单，副作用小。

3.5.10 假体植入治疗阳萎

此方法是在经过各种方法治疗无效的情况下可采用，就是用外科手术方式将假体置入阴茎内，此方法有两种：一种是置入可膨胀式假体即置入假体后，在性交前通过泵将水等大量泵入假体内使阴茎勃起而性交；第二种直接置入已成型的假体，阴茎始终处于类似于勃起状态，此方法不方便，已逐渐被淘汰。

3.5.11 阳萎的中医治疗

鹿衔草 90 克，韭子、黑附片各 60 克，上肉桂、巴戟天、海龙各 10 克、阳起石、淫羊藿、菟丝子、枸杞、大云、补骨脂、熟地各 30 克，炮姜、当归、女贞子各 20 克。

制法：鹿衔草洗净泥沙，海龙白酒浸泡 1 小时后烤酥，阳起石煅红白酒浸泡，黑附片沙炒，合其它药物碾成细粉，分 42 包。每次 1 包，早晚各服 1 次，饭前温开水送服，21 天为一个疗程。饮食忌生冷食物，防止生气。本方服药后最快 3 天起效，一般 5~9 天见效。最晚 16 天见效。总有效率为 95%。

3.5.12 按摩疗法

（1）小腹部操作

取穴：神阙、气海、关元、中极。

手法：摩、揉、按。

操作方法：病人仰卧，先用掌跟按神阙，以脐下有温热感为度；手法宜柔和而深沉，时间约 3 分钟；再用鱼际按揉气海、关元、中极，每穴各 2 分钟；然后在气海、关元处用掌摩法治疗约 3 分钟。以小腹有温热感为度。

（2）腰背部操作

取穴：肾俞、命门、腰阳关

手法：按、揉、擦及一指禅推、点法。

操作方法：病人仰卧，先按揉肾俞、命门，手法不宜过重，在微感酸胀得气后，每穴持续按揉 2 分钟。再用一纸禅推次 、中，每穴 1 分钟后改用点揉法，刺激要稍重，每穴约 1 分钟。然后摩擦腰阳关，以小腹部透热为度。

3.5.13　针灸

中医理论认为，肾为先天之本，藏精主生殖，为前阴之主。肝主疏泄，即疏导、通畅、发泄之意。

主要取穴中极、归来、阴包、三阴交、肾俞、秩边、阴谷、太溪、命门、白环俞、太冲、中封、足三里、大赫等，根据辩证取穴。

3.5.14 气功疗法

气功中有不少功法，不仅能够调和气血，疏通经络，理阴阳，而且有利于性功能的恢复。但就阳萎治疗而言，由于多数患者缺少练功基础，一般医院也难以系统训练，故应遵循由浅入深、循序渐进的原则，逐步掌握气功的基本要领。初学者宜松静自然，在入静的训练过程中慢慢达到五脏协调，阴平阳秘，则性功能可望恢复；每次练功，一般在 30 分钟左右；不可强求功效，任意延长时间，或急躁焦虑，适得其反。下面介绍一种卧式训练方法，患者可在晨起或入睡前练习。

①入静调息丹田：仰卧位，开始前先用手掌按揉小腹（以丹田为中心）数分钟，全身放松，舌顶上腭，安神定志，意守丹田，呼吸缓慢而均匀，双唇微闭，吸气时小腹微鼓，下腹部肌肉稍感紧张，如此呼吸 30 次。

②引气足三阴：接前式，在呼气时拇趾背伸，收引足心，似觉气从拇趾和足心三阴经起始端经小腿内侧、大腿内侧至会阴部和丹田穴，意念引到哪里时则那里的肌肉轻微紧张，如此呼吸 30 次。

③练命门：接前式，在吸气时腰向前凸，臀向后上方收（意想丹田与命门之间有气相通），如此呼吸 30 次。

④挟腿收外肾：接前式，在呼气时双腿向内挟，臀部及会阴部、大腿内侧肌群收缩，同时向上收缩肛门，上引睾丸，如此呼吸 30 次。

⑤练会阴：接前式，在吸气时会阴部及尿道肌肉用力收缩（即用力提肛），收缩后不立即放松，等至呼气时才缓慢放松，如此呼吸 30 次。

⑥运气阴茎：接前式，在吸气时意念使阴茎勃起，如阴茎勃起同样随呼吸引气，在勃起的基础上使其随吸气而坚硬有力，随呼气而略放松，如此呼吸 30 次。如意念不能使阴茎勃起，也不必强求。应注意在练功时不练此功式，待练其他功式 3 个月或练功时感觉小腹和会阴有气的感觉后（如饱

满感、发热发胀或震颤等感觉）再练此功式，不要急于求成。

收式为同一式，使气归丹田。

注意事项：练功过程中必须思想集中；吸气时运气用力，均是在吸入三分之一段气后（将吸入的这一股气分作 3 等分），再引气用力；呼气时全身放松，意念让其自动回归小腹；每一动作一呼一吸算一次，呼吸 30 次是个最低数，可根据情况自行掌握多练一些。

3.6// 阳萎如何进行饮食调理？

根据患者不同的体质及证型，选择适当的饮食，可以对阳萎的治疗起到辅助作用。一般来讲阴虚内热体质饮食宜清淡，忌辛辣；阳虚火衰病人饮食宜温补，忌苦寒清泄。下面根据患者临床证型的不同，分别介绍几种药膳。

第一部分

（1）桃仁佛手煲鸡蛋

桃仁 12g，佛手 20g，鸡蛋两只。加水同煮，蛋熟后去壳，取蛋再煮 15 分钟，吃蛋饮汤。隔日一次，连用半个月。

本膳有疏肝解郁，活血化瘀、补精益气及交通肝肾之功，对肝郁肾虚型阳萎较为适宜。

（2）香附米炖猪尾

香附米 20g，猪尾 1～2 具（去毛洗净），加水同煮。沸后用文火炖至尾烂，弃香附米，加调味品，饮汤食肉。可连续服用 2～3 次。

香附米行气解郁，猪尾益肾填精，起阳道。相伍为用，可以疏肝益肾。

（3）泥鳅炖豆腐

泥鳅鱼 250g（去鳃肠内脏），洗净放锅中，加食盐及水适量，清炖至五成熟，加入豆腐 250g，再炖至鱼熟烂即可。吃鱼及豆腐并喝汤。本膳有清利湿热的功效。

（4）茯神炖腰花

茯神 30g，山药 50g，雄猪肾两枚（去脂膜，切片）。三味用文火共煮，待肉烂，加调料适量，分 4 次佐餐分食。

茯神宁心安神，山药、猪肾益肾补虚。此膳对惊恐后心肾两虚之阳痿有效。

（5）贞莲桑蜜膏

鲜桑椹 500（或干品 250g），女贞子 100g，旱莲草 100g，白米适量。女贞子、旱莲草煎汤取汁，加桑椹同煎，30 分钟取煎汁一次，加水再煎，共取煎汁两次。合并后用小火浓缩，至较粘稠时加蜂蜜 300g，五沸停火。待冷装瓶备用。每次 1 汤匙，以沸水冲化饮用，每日 2 次。

桑椹阴补肝肾，养血生津；女贞子滋阴泄火；墨旱莲滋阴凉血。三药熬膏有较好的滋阴降火作用。

（6）楂茯苓陈皮散

山楂 100g，茯苓 100g，陈皮 30g。三味研细末，以温开水送服。每次服 10g，每日 2 次。

山楂活血散结，茯苓健脾利湿，陈皮理气和胃。三味合用，有较好的理气活血作用。

（7）虾米煨羊肉

白羊肉 250g（去脂膜，切块），虾仁 25g，姜 5 片，调料适量。加水煮至肉熟，分三次服完。每周制作 1 次，连用 4 周。

羊肉虾仁性皆温热，有补肾壮阳之功效；生姜温中补虚；故本膳对阳虚内寒的病人较为适宜。

（8）肉苁蓉煲羊肾

肉苁蓉 15～30g，羊肾一对，调料适量。煲汤服食，隔日一次，连服 10 次为一疗程。

肉苁蓉味甘酸咸，性温，功能补肾益精，羊肾味咸性温，功能补肾气，益精髓。合用对肾阳不足之阳萎患者甚为适宜。

（9）郁金玫瑰膏

郁金 50g，鲜玫瑰花 300g，红糖 300g。

先煎郁金取汁，加红糖共溶化；玫瑰花捣为泥，加入糖汁中文火熬制成膏。每日 2 次，每次服25ml。

郁金理气开郁，玫瑰疏肝活血，加红糖熬膏，可以疏肝解郁，兼能活血补虚。

（10）韭菜炒虾米

韭菜 100g，鲜小虾 50g，调料适量。炒熟佐餐，每周用 3～4 次。

韭菜性温，虾米壮阳，二物佐餐，对肾阳不足的阳萎患者有良好的辅助治疗作用。

第二部分

（1）甲鱼补髓汤

甲鱼 1 只（洗净去肠杂，切块），猪脊髓 100g，调料适量。共煮，炖汤，每周 1～2 次。

甲鱼滋阴降火，猪脊髓益肾填精，共奏滋肾降火之效。汤中亦可加入苦瓜、荠菜等，以增强清热降火的功能。

（2）龙眼山药粥

龙眼肉 10 枚，怀山药 30g，大米 50g。加水共煮，每日早餐时服用，10 天为一疗程。休息 5 天后再开始第 2 疗程。

山药健脾补肾，龙眼肉养心安神，大米益气补虚。三物合用，有调脾胃、养心神、益肾补虚之功能。

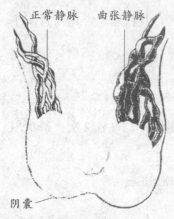

正常静脉　　曲张静脉

阴囊

精索静脉曲张示意图

（3）党参红枣茶

党参 15g，大枣 10 枚，陈皮 6g。煎汤代茶饮，每日一剂，一周为 1 疗程。

党参健脾益气，大枣补脾养心，陈皮和胃理气。三药合用，对心脾两虚型阳萎较为适宜。

（4）山阳起石牛肾粥

牛肾 1 个，洗净切成小块；阳起石 30g，大米约 50g。先将阳起石用三层纱布包裹，加水约 2500ml，煎 1 个小时，取澄清液；然后加入牛肾及大米，煮粥。待熟时加油盐及葱白调味服用。

阳起石味咸性温，功能温肾壮阳；牛肾味咸性平，益肾填精。合用有补肾壮阳之效。

（5）白茅根夏枯草茶

鲜白茅根 30g（干者 15g），夏枯草 15g，红花 6g，水煎代茶饮。每日一剂。

白茅根甘寒清热通利，善解下焦湿热，夏枯草平肝清热，红花活血化瘀。三物合用，适合肝经湿热挟瘀的阳萎患者饮用。

（6）枣仁枸杞茶

酸枣仁 15g，枸杞子 30g，茶叶适量。三味用沙袋包裹，以沸水冲泡，当茶饮。

酸枣仁安神宁志，枸杞子补肾填精。共用有安神补肾之效，对惊恐伤肾型阳萎有辅助治疗作用。

第四节　男性不育

4.1// 何为男性不育症？

因为女性原因造成不怀孕的称为不孕，其占不育不孕症的 60%。由于男性原因引起的女性不孕称为不育，其占 40%。由于双方原因造成不育不孕约为 10%。双方正常性生活，未采取任何避孕措施的情况下 1 年以上，女方仍未受孕，在排除女方原因后，这种因男方原因造成的不育称为男性不育。不育病人应到医院泌尿外科进行精液、外生殖器、激素水平的检查，了解不育的原因。

4.2// 男性不育的有哪些原因？

对营养良好的正常男性研究发现男性不育原因有以下因素。

①饮酒和吸烟。饮酒对精子有直接杀伤作用。每天引用 200ml 白酒 5 天后，雄激素水平下降，4 周后雄激素进一步下降，每天半斤白酒，在精液中精子数量显著下降，在医院不乏因饮酒而造成的不育，许多病人在戒酒后，常能恢复生育能力。烟草中含有多种毒素，致使精子活力下降，畸形率增加，血清激素水平改变。

②高温。精子的发育需要适宜的温度，一般为 35℃。当从事高温作业或者处于高温环境中，温度达到超过阴囊调节睾丸温度的能力时，睾丸处于较高的温度中，睾丸内精子在 36~37℃时，几乎失去活力，产生精子的生精细胞也处于抑制状态，不能产生精子，从而造成不育。

③药物和毒物以及放射线。某些药物可损害睾丸产生精子的能力，例如已烯雌酚，抗肿瘤的顺铂等等，放射线如 x 射线等对睾丸产生精子的细胞有明显的杀伤作用，小剂量造成的睾丸损伤往往

可以恢复，大剂量长期将辐射造成永久性的睾丸损害。有毒的化学品如杀虫剂、海洛因、大麻等对睾丸也有明显损害，也是造成男性不育的原因，应避免接触。

④许多疾病可以造成男性不育。例如：内分泌疾病（垂体瘤、肾上腺皮质增生症、高素血症）、隐睾、生殖管道感染如双侧附睾炎等，其中与男性不育关系最密切的是精索静脉曲张，由它引起的男性不育约占15~20%，精索静脉曲张一般是青春期发病，治疗效果明显（详见精索静脉曲张一节）。

⑤免疫性不育。分两种情况：第一、男性自身对自己的精子产生过敏。第二、妻子对丈夫的精子或精浆过敏。后一种情况好理解，而前一种情况让人困惑，为什么自己对自己的精子还过敏呢？由于睾丸内的天然形成的屏障将精子与自身免疫系统隔绝，一旦这个屏障破坏，就有可能造成自身免疫性不育，例如在睾丸外伤时，生殖管道梗阻和严重感染时，睾丸屏障被破坏，因此在青春期尽量避免发生上述情况。

4.3// 如何预防和治疗男性不育？

依据以上原因，对于治疗不育就有一个清晰的思路，作为病人，首先要避免不良生活习惯如饮酒、吸烟。在高温有射线有毒环境中工作的人员应尽量暂时调离岗位或做好防护工作。在青春期，男孩要注意卫生，要防止泌尿生殖的外伤、感染，一旦发生外生殖器的感染、外伤要及时治疗。对于由于其它疾病引起的不育，应积极治疗原发病，特别是精索静脉曲张引起的不育，应积极行精索静脉高位结扎术即可治愈，对于阳萎、少精子症、免疫性不育治疗无效的可以考虑利用丈夫的精子行人工受精。

如果夫妻双方未采取避孕的情况下性生活1年，女方仍未受孕，建议夫妻双方立即就诊正规公立医院。

第五节　精索静脉曲张

5.1// 何为是精索静脉曲张？

精索静脉曲张是青少年男性常见疾病，经常站立从事工作的青年男性容易患此病，特别是在战士、营业员、重体力劳动者中常见。它的病理特点是精索内静脉曲张，静脉的瓣膜功能受损，无法引流睾丸的血液到腔静脉，再者由于重力的作用，肾静脉的血液倒流到睾丸造成睾丸局部静脉淤血。

5.2// 精索静脉曲张是如何发生的？

①几乎 90% 以上的精索静脉曲张发生在左侧，是因为左侧精索精脉回流到左肾静脉而右侧精索静脉直接回流到腔静脉，因此左侧精索精脉引流血液存在着先天不足。

②精索内静脉的瓣膜损害，或先天发育异常，重力作用下使肾静脉的血流可以顺利逆流到睾丸周围。

③长期站立、便秘也是其重要的诱发发病原因。

5.3// 精索静脉曲张的有何危害？

①有 10%~20% 的男性不育症是由精索静脉曲张造成的，其原因：第一，曲张的静脉造成睾丸局部血流障碍，生精上皮缺氧，产生精子能力下降。第二，曲张的静脉使睾丸局部的温度升高，不

利于精子的产生。第三，肾、肾上腺的代谢产物，如五羟色胺等倒流入睾丸，对生精上皮直接产生危害。第四、一侧的精索静脉曲张，由于有交通支，同时也影响到对侧睾丸。

②精索静脉曲张患者也容易患前列腺炎，可以说精索静脉曲张是前列腺炎的诱因。在临床上可以看到许多精索静脉曲张合并前列腺炎的患者，随着精索静脉曲张的治愈，前列腺炎也明显好转。

③精索静脉曲张患者特别是在久站后，会出现小腹下坠、阴囊坠胀、不适、睾丸胀痛等，影响了我们的生活。

5.4// 如何判断患有精索静脉曲张？

精索静脉曲张的主要症状。

a）阴囊胀痛不适。

b）站立后加重。

c）男性不育。

d）偶有左侧腰部不适。

根据症状，结合病人阴囊处可见到明显曲张静脉，尤其在憋气鼓下腹时更明显，此为三度精索静脉曲张，看不到阴囊处有明显的曲张静脉，但触及阴囊时很明显，此为二级；一度为B超内测量精索内静脉大于2mm。

5.5// 患了精索静脉曲张应如何对待？

目前精索静脉曲张主要治疗方法是手术治疗。手术分为开放手术即静索静脉曲张的高位结扎术和腹腔镜下精索内静脉结扎术，腹腔镜结扎术多适合双侧精索静脉曲张，手术痛苦少，但费用较昂贵。

静索静脉曲张的高位结扎术，此方法可靠，像阑尾切除术的切口，对病人损伤很小，疗效可靠。

介入栓塞的方法，通过导管向精索内静脉内注射硬化剂，起到了封堵精索内静脉的作用，此法特点：创伤小，不需要开刀。

药物治疗没有确切疗效，不宜采用。

5.6// 何时手术最好？

大多数情况下，精索静脉曲张不严重的，只需要观察，定期复查即可。但当静脉曲张合并不育症时或阴囊胀痛明显时，应进行手术治疗。

根据美国纽约的医生报告，在青春其期进行精索静脉曲张结扎术，可以保持生育能力和睾丸生长，如果手术延迟到成年，可能会导致不育，而且即使做了手术，也只有大约一半的患者可恢复生育力。

美国 Glassbery 博士和他的同事随访了 43 例在青春期（平均年龄 15 岁）接受治疗的患者，其中有 18 例恢复生育能力，9 例术后睾丸明显生长发育，所以他们主张，在青春期即进行精索静脉结扎，这种做法不会对病人带来任何害处，而且让病人能保持生育力和睾丸生长的好处。

目前，越来越多医生主张，对精索静脉曲行应采用积极治疗，即手术治疗。即使是轻微的，在青春期也应手术治疗。对于已生育小孩的中青年男性，只有症状不明显，可以进行观察的等待。

5.7// 治疗精索静脉的有哪些手术方式？

最常用的是精索内静脉的高位结扎术。首先给予病人局部的麻醉，让你感到很舒服，但你在手术期间是清醒的，手术切口一般位于下腹部，找到曲张的精索内静脉结扎，切断即可。手术后你可能感到睾丸处疼痛，但时间不会长，一般是 3 天左右，术后大约需要休息 2~5 天，7 天后拆线即可正常活动，手术简单，易行。当手术后出现睾丸疼痛加重，药物不能缓解，切口红肿，体温 38.5 摄氏度以上或有寒战，应及时请医生检查。

腹腔镜下精索内静脉高位结扎术，此手术是在脐下，下腹部各打一个眼，此眼与腹腔相通，通过腹腔镜将精索内静脉结扎，此手术适合双侧精索静脉曲张病人。手术后恢复同精索内静脉高位结扎术。

介入治疗。就是经过皮肤将导管经肾静脉逆行插入精索内静脉，注射药物封堵此静脉，起到与结扎术相同的效果。手术后恢复较快，可以不住院，手术在局麻下进行，但费用较高。

第七章

性病

第一节　正确对待性病

1.1// 何为性病?

性病是男性最关心最容易引起恐慌的疾病,许多人由于各种原因,非常担心自己患上性病,来医院要求检查自己有没有患上性病,其实性病不是指某一具体的疾病,而是泛指通过性行为传播的传染病,性病的共同特征就是通过性交传播疾病,性传播的实质是性交过程中,阴茎和阴道的皮肤摩擦造成细小裂伤,病菌由裂伤处进入对方的身体而诱发性病,所以当阴茎和阴道已经存在疾病、皮肤不完整等情况时,性病更容易传播;但是性交不是性病的唯一传播方式。目前我国最常见的性病有淋病、尖锐湿疣、梅毒、非淋病性尿道炎、阴虱病,其它还包括软下疳、生殖器疱疹、艾滋病、性病性淋巴肉芽肿等等。性病的一个共同特点是通过性行为传播,只要避免性乱交,提倡安全性交,性病是完全可以预防的。

1.2// 当我们担心自己患上性病了怎么办?

当人们有一次性越轨后往往担心自己是否患上性病,对性病的恐惧油然而生,某些人此时往往不能自拔,这一事件几乎时时刻刻困绕着他们的心灵。面对这一事件,许多人采取了到正规医院就诊,而有些人担心自己的隐私被暴露,到一些不规范的医疗门诊就医,经检查后得出模棱两可的结论,再经过该诊所的治疗后,又得出治愈的结论,这其实是一个医疗陷阱,其目的是为了不择手段地赚钱。正规的医疗机构应该说是可信的,担心自己患上性病就该到这些医疗机构就诊。需要说明的是由于性病是一组疾病，要排除你不患性病，就必须排除你没有被传染上任何一种性病，这一工作是巨大的，而且是昂贵不经济的，其实也没有必要。大多数性病都有一个潜伏期的问题，潜伏期最长的为艾滋病。一般性病多在3月内发病，所以，在3月以上没有发病几乎可以排除患大多数性病的可能性，因此医生一般根据你的症状，对您的身体进行检查后，再结合一些化验检查，一般会做出诊断的。对于没有任何症状仅仅是担心自己是否患上性病，一般根据最近一次性接触的时间，结合实验室检查，一般可以得出你是否患上了性病的结论。

对于性病的过分恐惧也是不应该的，许多人由于这种过分担心而出现心理障碍，无论有无性接触史，均强烈怀疑自己已经感染上性病，对医生、医院、包括化验阴性结果都不满意，而对偶然出现的"阳性"结果却抓住不放，要求医生反复解释，应该说这是对性病的过度反应，它同样会对我们造成损害，应该尽量避免。

下表列出了各种性病的潜伏期

	潜伏期	主要症状
梅毒	2~4 周	生殖器部位溃疡或水肿
淋病	1~14 天 常为 3~5 天	尿道流脓性分泌物
非林菌性尿道炎	1~3 周	尿道口轻度红肿，少量分泌物
尖锐湿疣	1~6 个月不等，平均 3 月	外生殖器上有菜花状肿物
生殖器疱疹	3~14 天	外生殖器有小红的水疱
性病性淋巴肉芽肿	3~21 天	外生殖器糜烂或溃疡
艾滋病	2~15 年，平均 8~10 年	早期一般无症状

1.3// 假性病——几种极易误诊为性病的皮肤损害

生殖器官发生的许多皮肤损害，会让人以为患上了性病而恐慌不已，其实很大一部分并不属于性病，现将这些容易与性病相混淆的疾病介绍如下。

①包皮龟头炎。非性病性感染，主要是由于男性包皮过长，包皮囊内容易寄生各种细菌，再加上清洗不及时，很容易出现龟头红，表面有许多小的红疹，很容易误诊为性病，其实是常见的包皮龟头炎。当有糖尿病或爱人有阴道炎时，包皮龟头炎更容易发生，特别是在性交后 2~3 天后，由于滴虫、霉菌、包皮垢杆菌等感染，可引起糜烂性包皮龟头炎，龟头表面有脓性分泌物，且有龟头糜烂很容易误认为性病。

②阴茎过敏性疾病。有部分人服用药物后过敏，表现在龟头包皮部位发生药疹；药物或食物过敏还能引起包皮严重水肿。目前常见的是对复方新诺明（磺胺药物）的过敏，在口服复方新诺明后 2 到 5 天出现阴茎溃疡或皮疹，此表现与性病不易鉴别。

③癌前期病变和恶性肿瘤。生殖器部位发生的白斑、肥厚红斑，尤其是表现角化粗糙、脱屑可能是癌变前期的疾病。阴茎部位的菜花样皮肤增殖和顽固性溃疡者，应及早就医，排除恶性肿瘤的可能。

④生殖器部位良性肿瘤。生殖器部位还常见一些发展缓慢、持久存在的疹子或小结节，颜色有黑、黄、红或皮肤色。其病灶可能是珍珠状阴茎丘疹病、皮肤子宫内膜异位、前庭大腺囊肿、皮脂腺囊肿、皮脂腺异位、脂肪瘤等。

⑤此外昆虫的叮咬，也可以引起生殖器部位的红肿和水疱。

⑥其他疾病。还有一些原因复杂或者至今病因不明的疾病，同样也能导致生殖器官或全身性皮肤损害，如扁平苔藓、湿疹、脂溢性皮炎、神经性皮炎、银屑病、天疱疮等。

一旦发生以上病变时，切莫慌张、埋怨以及过早下性病的结论，一定要结合自身的具体情况详细地告诉医生，以便得到及时正确的诊治。

1. 4// 性病的治疗原则?

一旦感染性传播疾病，早发现、早治疗，夫妻同治，治疗期间禁忌性生活。

第二节　淋病

2.1// 何为"淋病"?

淋病是目前我国最常见的性传播疾病，男性由于尿道长，患淋病的机率较女性明显增多，且症状严重，许多女性即使患有淋病有时也无明显症状。淋病其实就是一种特殊类型的尿道炎，它只不过是由淋病奈瑟双球菌引起，这种细菌寄生于细胞内，很容易侵犯尿道。淋病发病年龄多见于20~40岁中青年男性，但几乎各个年龄段的人群都有发病，其中最危险人群是20~40岁有不安全性行为的男性。

2.2// 淋病的危害有哪些?

第一危害：淋病是由淋病奈瑟双球菌引起的尿道炎，男性患淋病后，最主要的后果是尿道狭窄，它是淋病反复发作的结果，也是淋病不正规治疗的后果，这种尿道狭窄是全尿道狭窄，包括从膀胱内尿道始起处到尿道外口。如果发生狭窄，很难治疗，病人排尿十分困难，最终引起肾脏损害。

第二危害淋病可引起前列腺炎，眼结膜炎，关节炎，腱鞘炎等，给病人造成痛苦。

第三危害淋病通过性交，直接接触传播给第三者，引起其他人的痛苦。

2.3// 淋病的主要症状有哪些？

· 淋病的主要症状是尿道外口流脓性分泌物，这种脓性分泌物色黄，不自主地从尿道外口流出，内裤上有明显的黄色痕渍。

· 病人有尿痛，偶有发烧。

· 严重的淋病可引起大腿内侧腹股沟区内淋巴结肿大。

2.4// 如何确定患上了淋病？

一周内有过高危性行为，无论是否使用安全套。

尿频、尿痛，尿道外口有脓性分泌物，一般量较大，再加上用显微镜观察到脓性分泌物中有双球菌，一般即可以确定患此病，结合病人近期内有不安全性交，就更加说明问题了。

2.5// 如何对待淋病？

患上淋病不可怕，淋病是目前性病中最容易治疗的疾病，也是最容易治愈的疾病，许多广告，小报宣传的一针治愈性病，也就是指一针治愈淋病。一针治愈性病是很不科学的，是一种商业欺骗；但一针治愈淋病是很常见的事，目前的三代头孢类抗生素，如头孢曲松 125mg 单次肌注；或者头孢克肟 400mg 顿服；临床如阿莫西林克拉维酸钾、左氧氟沙星等，的确可以做到一针见效。在一般情况下，治疗淋病只要正确使用抗生素，一般 1~2 天即可见效，一周即可治愈，期间一定要注意不能饮酒。酒使人的免疫力下降，常常使刚刚治愈的淋病很快复发，故要引起重视。

2.6// 淋病的潜伏期有多长？

潜伏期就是感染上淋病到发病所需要的时间，一般为 1~14 天，最常见为 3~5 天。根据潜伏期的概念，通常情况下，在一次不安全性交或其它接触后如果被传染淋病，需要等 1~14 天，一般为 2~5 天才能感到不适，如果超过半月仍未发病，可以推测被传染上淋病的可能性很小。

2.7// 如何预防淋病？

淋病双球菌在体外，很快死亡，淋病的传播主要是性传染，只要避免不安全的性交，一般不会患上淋病；但在洗浴中心也应注意，消毒不严格的衣物也有可能是传播淋病的途径之一，在临床医疗活动中，不乏因为洗浴而患上淋病者，因此应提倡穿一次性衣服较好，另外洗浴中心也应严格消毒衣物。

第三节　非淋菌性尿道炎（NGU ORNGC）

3.1// 什么是非淋菌性尿道炎（NGU ORNGC）？

非淋菌性尿道炎就是一种特殊类型的尿道炎，它是由除淋病双球菌以外的其它病原微生物所引起，这些病原体包括我们经常听到支原体（UU）、衣原体（CT）、细菌等。

非淋菌性尿道炎也是大众媒体所最关注的性病之一，可以说由于广告、传媒的介入使该病受到了前所未有的重视；但是过度重视不仅不会有利于该病的正确诊断治疗，相反还会引起社会的恐慌和不安。许多病人由于检查出支原体阳性或者弱阳性而痛苦万分，服大剂量的抗生素，这是十分不可取的。衣原体、支原体是一种寄生于细胞内的微生物，特别是支原体有多种类型，其中大多数可以寄居于泌尿生殖道，其中有的是正常寄生微生物。也就是说在健康人尿道中，也有支原体。在普通的支原体检测中，不能判断支原体的类型，就是说它不能告诉我们这种支原体是正常寄生于尿道的支原体，还是致病支原体，因此一般须结合病人的症状才能做出诊断。

3.2// 非淋菌性尿道炎患者有什么表现？

尿道口少量脓性分泌物、伴有排尿不适是该病的主要表现，结合有不安全性交史，再加尿道分泌物的化验，即用分泌物进行培养明确是否有支原体或衣原体病菌存在，即可明确患有该病了。其它一些检查如血常规等一般不需要。

3.3// 如何对待非淋菌性尿道炎？

患有非淋菌性尿道炎，应及时治疗，治疗时医师会选用抗生素，一般为阿奇霉素和氧氟沙星类抗生素。经过抗生素治疗一般都会痊愈，在治疗期间应避免性生活，防止将性病传播给他人，应禁酒，勤换内裤，讲究卫生，勤晒被褥，注意通风。

3.4// 如何预防非淋菌性尿道炎？

非淋菌性尿道炎是一种性传播疾病，只要避免不安全的性交即可预防此病。由于病菌衣原体、支原体在体外存活时间短，故通过其它方式传播的可能性不大。第二点性交前后双方要清洗外阴也是预防此病的有效方法。第三无论男性还是女性只要患者有外生殖器疾病都要及时治疗，因为当外生殖器处在病理情况下更容易被其它微生物感染。第四养成使用安全套的好习惯。

3. 5 // 非淋性尿道炎潜伏期多长时间？

非淋性尿道炎潜伏期为 1~3 周，平均 10~14 天。

第四节　尖锐湿疣

4.1// 什么是尖锐湿疣？

尖锐湿疣是目前最常见的性病之一，其发病率在某些地区已经超过淋病，引起此病的病原体是人乳头瘤样病毒（HPV），属于 DNA 病毒，好发于阴茎、肛周、尿道黏膜，皮肤、咽部、眼睛等，局部会形成菜花样赘生物。

4.2// 尖锐湿疣是如何引起的？

人乳头瘤样病毒是尖锐湿疣的病原体，人被感染乳头瘤样病毒后发病。它是一种病毒性疾病，目前尚没有有效药物轻易杀死或有效抑制该病毒的繁殖，故患尖锐湿疣后，经治疗尚有 30% 的复发率。

4.3// 如何知道染上了尖锐湿疣?

阴茎龟头、冠状沟等部位出现菜花样的肿物是尖锐湿疣的典型表现,它是在不安全性交 3 个月后发病,也就是说该病的潜伏期为 3 个月,但不是所有的菜花样肿物都是尖锐湿疣,医生需要进行一项称为醋白试验的检查方式来确定,如果此试验阳性再加上不安全性交的史即可以明确尖锐湿疣的诊断了。

4.4// 患上尖锐湿疣怎么办?

尖锐湿疣是很常见的性病,也有有效的治疗方案,故患上此病不要惊慌,第一要停止性生活,防止传染他人,第二要让性伴侣进行检查,争取做到同时治疗。目前治疗尖锐湿疣的方法很多,主要有三种:

第一种:在瘤体表面根部涂上药物,如五妙水仙膏等,待一周后这些瘤体会自然脱落。

第二种:用激光、微光波、液氮等方法直接摧毁瘤体,激光、微波、液氮直接作用于瘤体后,使瘤体出现凝固坏死,并可以进一步对瘤体的基底毁坏从而防止疣复发。

第三种:用抗病毒药物,目前抗病毒药物很多,有静脉输液用,也有口服,例如伐昔洛韦、阿昔洛韦等等,但药物治疗都是辅助性的,只有在瘤体被祛除后再配合药物才能有效,因为大量的病毒是处在瘤体内,只有祛除瘤体内的病毒,体内的大量病毒才被清除。

4.5// 如何预防尖锐湿疣?

尖锐湿疣是性传染疾病,只要不进行不安全性交,一般不会患上此病。此外在性交时使用避孕套可以有效预防很多性病,特别是尖锐湿疣、艾滋病等等由病毒引起的性病。所以避孕套的功能不仅仅是避孕，更重要的是预防性传播疾病，因此避孕套也称安全套。

4.6 // 尖锐湿疣潜伏期多长时间？

尖锐湿疣潜伏期为 1~6 个月，平均 3 个月。

4.7// 尖锐湿疣好发部位有哪些？

男性最常见的部位有阴茎冠状沟、包皮系带、龟头、包皮内板、尿道口、阴茎体、肛周。

第五节　梅毒

5.1// 何为梅毒？

梅毒是世界流行疾病，16 世纪由印度传入我国，20 世纪 60 年代我国基本消灭了梅毒，80 年代梅毒在我国再次开始流行，2001 我国梅毒的发病率为 10 万分之 6.11，是目前最常见的性病之一。

梅毒是一种性传播疾病，它是有一种被称为："苍白螺旋体"的病原微生物引起慢性全身性疾病，人体被感染后，螺旋体很快播散到全身，几乎可以侵犯全身各个组织与器官，临床表现多种多样，且时显时隐，病程很长。早期主要侵犯皮肤及粘膜，晚期侵犯心血管及神经系统：另一方面，梅毒又可多年无症状呈潜伏状态。

性接触是最主要的传播途径，特别是发病在一年内未经治疗的梅毒患者传染性最强，以后随时间的延长，传染性逐渐降低，至感染 4 年后，一般认为其传染性已经很小。

5.2// 梅毒对人体健康的危害有哪些?

早期梅毒除造成生殖器的水肿和溃疡外，一般没有严重后果，但不经治疗发展到二期梅毒，则可引起暂时性的脱发、梅毒性骨膜炎和关节炎，如果病变发生在喉部及鼻腔可引起声音嘶哑，甚至完全失音。当病情发展到晚期，病灶可出现在全身各处，可出现梅毒性心脏病、梅毒性脑病，可引起骨膜炎、骨炎、巨舌，全身皮肤可出现水肿、皮下结节等等，但由于抗生素的发展，在我国二、三期梅毒已很少见。

5.3// 梅毒是如何传播的?

梅毒螺旋体在体外不易生存，煮沸、干燥、肥皂水及一般消毒剂很容易将其杀灭，在潮湿的毛巾上可存活数小时。最适宜的温度为 37℃，41℃可存活 2 小时，100℃立即死亡。

患病 1 年未经任何治疗的病人是梅毒的主要传染源，性接触是梅毒最主要的传播途径。梅毒的潜伏期为 2 到 4 周，也就是说梅毒螺旋体进入人体后，在生殖器部位繁殖，经过 2 到 4 周的时间后，出现无明显自觉症状的结节或溃疡，如果这些结节或溃疡未经治疗可在 2 到 6 周内自行消退，这不是好转或自愈，而是梅毒螺旋体开始进入血液开始进一步侵犯全身。如果再不治疗经 8 到 10 周则出现皮肤玫瑰样疹以及骨、眼的损害即二期梅毒。母婴传播。指患有梅毒的母亲将梅毒直接传染到胎儿，传染一般发生于妊娠 4 个月以后。其他的传染途径非常少见，一般接吻、哺乳、输入含有梅毒病原体的血液、通过毛巾、衣物等传染方式，这些传染方式很少见。

5.4// 如何判断是否患有早期梅毒?

①有典型症状:外生殖器部位的溃疡,不明原因的外生殖器水肿。②有不安全性交史。③梅毒血清学检查阳性。根据以上 3 条即可诊断为梅毒,其中①③最重要,只要具备此二项也可诊断梅毒。

5.5// 如何治疗梅毒?

由于现代医药事业的发展,新型抗生素的不断发现,治疗梅毒已不是一个难题,只要早期发现梅毒,治疗得当,可以说梅毒是完全可以治愈的.目前主要用于治疗梅毒的药物首选为长效青霉素,一般经过 10 到 15 天即可治愈.

对于青霉素过敏者,可选用四环素、阿奇霉素等药物治疗。为了确保梅毒患者得到根治及早期发现治疗失败的患者,治疗后的患者应坚持到医院定期复查,复查应坚持 2 到 3 年。

5.6// 如何预防梅毒?

梅毒螺旋体在体外不易生存,煮沸、干燥、肥皂水及一般消毒剂很容易将其杀灭,梅毒的传播主要是性传染,只要避免不安全的性交,一般不会患上梅毒;但也应注意,梅毒螺旋体在潮湿的毛巾上可存活数小时,消毒不严格的衣物也有可能是传播的途径之一,在临床医疗活动中,不乏因为洗浴而患上梅毒者,因此应提倡穿一次性衣服较好,要养成勤洗手的好习惯。

5.7// 梅毒潜伏期多长时间?

梅毒潜伏期一般为 2~4 周。

第六节　艾滋病

6.1// 何为艾滋病?

艾滋病的英文缩写为 AIDS,全称为,为获得性免疫缺陷综合征,艾滋病是 AIDS 的译音。1981 在美国首先报道了此病。此病是感染人类免疫缺陷病毒所致,当病毒在体内繁殖到一定程度,病人即出现症状,由于该病毒直接破坏人体的免疫系统,所以病人的症状多表现为感染所致症状,如消化道感染所致的腹泻、高烧。大多数病人由于机体免疫系统破坏,不能抵抗任何病原微生物侵害,不能及时发现及时杀死肿瘤细胞而死于感染、肿瘤,近年来显示多数病人死于结核、卡波氏瘤等。

6.2// 艾滋病究竟是如何传播的?

艾滋病主要有三种传播途径:

第一是性传播。主要是通过无保护措施的性交,肛交也是艾滋病传播的高危因素,传播过程也主要为性交过程中外生殖器的微小伤所致,当外生殖器已经患有感染时,此时性交被传染上艾滋病的可能性较大。

第二通过血制品传播。输入含有艾滋病病毒的血液或血制品感染艾滋病的可能性达 100%。2000 年起我国在献血人群强制筛查艾滋病抗体,使由输血引起的艾滋病大为减少,但是对于一些刚刚感染艾滋病病毒的人,由于此时病人体内尚未产生出足以检测出艾滋病的抗体,故不能发现体内已经感染了艾滋病,因此此时病人献血,往往不能筛查出患有了艾滋病,有可能造成受血者的感染,此中情况目前全世界尚无有效方法阻止,最好的方法就是尽量不输血。

　　静脉吸毒是经血传播艾滋病的又一种形式，其主要是吸毒人员共用注射器，将含有病毒的血液带入别人的身体所致。

　　第三种形式为母亲与婴儿间的传播。由于艾滋病的潜伏期 2~10 年，许多女性不知道感染了艾滋病，怀孕后才发现，当分娩时常常传染给婴儿。再者哺乳时母亲通过乳汁会将艾滋病传染给婴儿。应该指出，在艾滋病病人怀孕后只要在医院，经过有效治疗，在分娩时注意操作，往往可以阻止母亲将病毒传染给婴儿，问题的关键时我们必须让每一孕妇了解这一知识，尤其是艾滋病孕妇，既要知道母婴传播在很大程度上是可以预防的，但同时也应该知道艾滋病感染的妇女不宜妊娠，更不能哺乳。

6.3// 接吻能传染上艾滋病吗？

　　以下行为不可能传染上艾滋病：①根据美国资料，接吻目前尚无有效证据证明可以传染艾滋病，但目前不提倡法国式的深吻。②与艾滋病病人日常接触，例如握手、进餐、游泳不会感染上艾滋病病毒。因为艾滋病病毒要传播首先要有两个前提：一是病人要有病毒出现在手、唾液等别人接触的部位，二是被传染者必需要有皮肤的破损，这样病毒才能进入被传染者的身体。一般情况是艾滋病的血液、精液中含有大量的病毒，健康人要尽量避免接触。再者当我们的皮肤有损伤时一定要包扎，不仅可以防止艾滋病病毒的感染而且可以防止其它病毒、细菌的感染。③蚊虫叮咬目前也无证据证明可以传播艾滋病。

6.4// 滋病的后果是什么？

　　尽管艾滋病的潜伏期较长约 2~10 年，但发病后存活期平均仅为 28 月，病死率几乎高达

100%，艾滋病诊疗费用很高，在美国每名病人 1 年医疗费用需 12000~18000 美元左右，比经济损失更为严重的是艾滋病给全世界人类文明健康带来了灾难。

6.5// 如何预防艾滋病？

艾滋病应该引起每一个人的关注和重视，参与艾滋病的预防行动最为重要，因为它不是某一个人的事，而是涉及全人类。前联合国秘书长安南 2001 年在非洲艾滋病防治大会上说，如果我们不重视艾滋病的防治，我们的下一代将无学可上，衣食无着，再不用多长时间，将会出现断子绝孙和世界经济大崩溃。

对于我们每一个人具体应该做的，我认为就是以下几点：①应该忠于自己的妻儿，避免婚外性行为。②要注意安全套的使用，安全套可以有效防止艾滋病的传播。③尽量避免静脉使用血制品。④避免接触艾滋病人的血液、精液、阴道分泌物。⑤保护自己的皮肤勿破损，破损后要注意包扎。⑥在公共场所理发时，避免使用公用剃须刀。

6.6 // 艾滋病潜伏期多长时间以及临床表现有哪些？

艾滋病潜伏期为 2~15 年。

急性期诊断时间。通常发生在初次感染 HIV 后 2~4 周左右。临床主要表现为发热、咽痛、盗汗、恶心、呕吐、腹泻、皮疹、关节痛、淋巴结肿大及神经系统症状。多数患者临床症状轻微，持续 1~3 周后缓解。12 周后可进行初筛实验检出抗体，只有极少数 6 个月检出。

无症状期。可从急性期进入此期，或无明显的急性期症状而直接进入此期。此期持续时间一般为 6~8 年。但也有快速进展和长期不进展者。此期的长短与感染病毒的数量、型别，感染途径，机体免疫状况等多种因素有关。

艾滋病期。主要表现为持续一个月以上的发热、盗汗、腹泻；体重减轻 10% 以上。部分病人表现为神经精神症状，如记忆力减退、精神淡漠、性格改变、头痛、癫痫及痴呆等。另外还可出现持续性全身性淋巴结肿大，其特点为①除腹股沟以外有两个或两个以上部位的淋巴结肿大；②淋巴结直径≥1cm，无压痛，无粘连；③持续时间 3 个月以上。

慢性非传染性疾病

第一节　高血脂

1.1// 什么是高血脂?

高血脂通常是指因环境、饮食、遗传等因素造成人体血液中含有的总胆固醇、甘油三脂、极低密度脂蛋白、低密度脂蛋白等脂质成分的量过高，高密度脂蛋白量过低。它不是一种独立的疾病，而是体内脂肪代谢异常的表现，血脂的异常升高常预示着冠心病，动脉粥样硬化，高血压，脂肪肝的风险增高。

胆固醇。胆固醇是构成人体细胞膜性结构的主要成分，它是合成胆汁、维生素 D3 和肾上腺皮质激素的原材料。胆固醇的缺乏和升高同样都能给人体健康带来巨大的危害。一般情况下食物中的胆固醇在肠道中 30% 被吸收，当摄入增加，其吸收率相对减少，但吸收的总量仍会增加。伴随脂肪的摄入会增加胆固醇的摄入，而食物中的植物固醇如豆固醇，谷固醇以及膳食纤维可减少胆固醇的吸收。

当胆固醇的摄入过高，超过了人体的利用量，肝脏又不能及时代谢它时，则沉积到人体内的血管中，造成血管弹性降低，发生动脉粥样硬化、冠心病、高血压，但是缺乏也同样会造成健康危害，一般情况下只要能正常饮食，很少会有胆固醇的缺乏，因此低胆固醇血症在临床上很少见，也无明显的临床意义，其主要见于癌症晚期和非常虚弱的病人。

脂蛋白。脂蛋白是运送胆固醇和甘油三脂的载体蛋白，根据其密度，分为：①乳糜微粒，密度最低，颗粒最大的脂蛋白，主要来自小肠粘膜吸收的脂类，约含 90% 甘油三脂，它在血液中很快被肝脏转为极低密度脂蛋白，其约含有 65% 甘油三脂，它被进一步转化为低密度脂蛋白，其含有 65% 的胆固醇，它将胆固醇运送到肝外被利用。低密度脂蛋白含量占总脂蛋白的约 70%，高胆固醇血症主要是低密度脂蛋白含量升高。高密度脂蛋白是由肝脏合成的，其主要作用为降低低密度脂蛋白的含量，清除血中过多的胆固醇，因此它的升高是健康的表现，有利于甘油三脂和胆固醇的代谢、转化、利用。

1.2// 高脂血症的原因?

①造成高血脂的首要原因是摄入过量的脂肪、胆固醇、蛋白质。胆固醇只存在于动物性食物，植物性食物中不含有胆固醇。鱼油中含有的卵磷脂，不饱和脂肪酸（EPA 和 DHA）具有降低胆固醇和甘油三脂的作用，还可对抗血液中血小板的凝剂，有利于防治冠心病。

②饮酒及服用损害肝脏的药物或毒物。肝是人体内糖、脂肪、蛋白质代谢的中枢，饮酒可以明显干扰体内脂肪、糖的代谢，造成胆固醇的利用、转化障碍，产生高胆固醇血症。肝毒性药物和有害毒物造成高脂血症也是同样的道理。在生活中屡见由于饮酒引发的脂肪肝，高胆固醇血症。

③运动不够。运动可以消耗摄入过量的脂肪、胆固醇，防止高脂血症。

1.3// 如何正确认识高脂血症?

高脂血症不仅仅是一种疾病，而是已经成为严重社会健康问题。据 2012 年全国调查结果显示，中国血脂异常总体发病率高达 40.4%，其中高脂血症发病率超过 30%。2020~2030 年间，仅血脂胆固醇升高导致的心血管事件增加就达到 920 万。许多年轻人可能没有任何不适，到医院进行健康检查时发现自己患有高脂血症，有些人抱着无所谓的态度，而另一些人却十分担心自己的健康，那么对高血脂我们怎样认识它呢？首先高血脂不是一个独立疾病，它是一种征象，它说明人体血液中含有较高的胆固醇，甘油三脂等，血液中这些物质的增多，的确会影响我们的血液循环，它就像锅炉中增多的水垢一样，当血液中的胆固醇和甘油三脂增多时，血液的粘度会增加，血液流动会减慢，为了保持各大脏器的血液供应，心脏必须增加收缩力，增加血流流动的压力，因此血压也会升高，由于心脏长期高负荷工作，会出现心室的肥大，缺血，再者血液中高的胆固醇和甘油三脂不能被人体利用，而沉积于血管壁，诱发血管狭窄，弹性减低，血管破裂，最终在人体表现为高血压、冠心病、脑供血不足、肾功能减退等等。

临床研究发现，冠状动脉狭窄的病人中有三分之一血中甘油三脂升高。高血脂症是诱发中年人冠心病、高血压的主要原因，这一观点已被公认，但高脂血症与脑卒中的关系目前存在很大分歧，一部分学者认为，血脂升高可引起脑血管病，而另一部分认为无关。Strachan 对城市居民有高血脂的 18000 人进行调查，发现脑卒中与高血压和吸烟关系密切，而与血中胆固醇水平无关，而另一项包括中国和日本共 12.5 万人的研究，其有 1800 例脑中风，发现高血脂与脑中风无关。一般说，高血脂是青年人冠心病的诱发因素，当中年人有高血脂时，应警惕有冠心病的发生，而对于老年人，高血脂与冠心病的关系随年龄增大，而相关性减低，大于 70 岁小于 80 岁的老人，高血脂与冠心病几乎没有关系，大于 80 岁的老人，胆固醇过低发反而有害，由高血脂诱发脑出血的可能性不大。对于 70 岁以上老年人，过低的胆固醇合并有高血压时，诱发脑出血的可能性反而会增大。

1.4// 高血脂的标准是什么？

根据中华心血管医学会 2016 年公布的我国血脂异常防治建议中指出：

①健康成人设有冠心病，血中总胆固醇应低于 5.72mmol/L（220mg/dl），甘油三脂应小于 3.9mmol/

L（150mg/dl），低密度脂蛋白小于3.64mmol/L（140mg/dl）。

②对无冠心病，但有冠心病危险因素者，如肥胖、高血压、糖尿病，血中胆固醇应小于5.2mmol/L（200mg/dl），甘油三脂应小于3.9mmol/L（150mg/dl），低密度脂蛋白应小于3.12mmol/L（120mg/dl）。

③患有冠心病者，胆固醇应小于2.6mmol/L（100mg/dl），甘油三脂应小于3.9mmol/L（150mg/dl）。高于上述规定的标准，均应治疗。

正常人随着年龄增长，血胆固醇逐渐升高，40岁以后，血胆固醇逐步上升以后持平，到65岁以后，血脂趋于平稳，其中65岁以上的女性比男性的血脂高一些，到80岁以上胆固醇又开始下降；西方国家血脂总体水平较我国高，我国整体人群血胆固醇水平较低，老年人血胆固醇约在5.21～5.27mmol/L之间。

1.5// 高血脂的饮食治疗原则和要求是什么？

高血脂的饮食治疗总体讲，应是低胆固醇、低脂肪、低糖饮食，应戒烟酒多饮水。

治疗高脂血症在使用降脂药物之前，先要进行饮食治疗3～6个月，通过3～6个月饮食治疗无效时才考虑药物治疗。

人体的热量需求与性别、体重、活动量有很大关系，一般讲平均每人每日大约需要2500~3000卡左右的热量，热量的来源主要是食物中的碳水化合物，如淀粉、脂肪，个别情况下来源于蛋白质。高脂血症患者，首先要控制总脂肪的摄入，一般脂肪的摄入应小于总热量的30%，其中凝固脂肪（多为动物脂肪）的摄入量小于总热量的10%，全天胆固醇的摄入量小于300mg。

经过上述饮食控制三个月后仍不能有效控制高血脂，可以进一步进行强化饮食控制。除控制总

下表列出各类常见食物的胆固醇含量

食品名称	含量	食品名称	含量	食品名称	含量
猪脑	3100	海鲜类		海鲜类	
猪肾	405	墨斗鱼	275	海蛰皮	16
猪肝	368	鳗鲤	186	海蛰头	5
牛肉（肥）	194	梭鱼	128	海参	0
羊肉（肥）	173	带鱼	97	其它类	
牛肚	159	鲫鱼	93	全脂牛奶	104
牛心	158	麻哈鱼	86	脱脂牛奶	28
鸡肉	117	鲤鱼	83	牛奶	13
猪肉（肥）	107	草鱼	81	黄油	295
鸭肉	101	大黄鱼	79	奶油	168
猪肉（瘦）	77	鲳鱼	68	猪油	85
羊肉（瘦）	65	小虾米	738	牛油	89
牛肉（瘦）	63	虾皮	608	鸡蛋	680
海鲜类		青虾	158	松花蛋	649
凤尾鱼（罐头）	330	对虾	150	鸭蛋	634

脂肪摄入量小于总热量的30%外，应进一步减少饱和脂肪（动物脂肪中含量很高）的摄取量，使其小于总热量的7%，总胆固醇的摄入应小于200mg，对超重者要减肥，同时加强体育锻炼。

总体要求：

①减少饱和脂肪酸含量过高的食品的摄入。一般说固体脂肪多为饱和脂肪酸，如猪油，奶油、牛油等，饱和脂肪酸能促进胆固醇吸收和肝脏合成胆固醇，导致血清胆固醇水平升高；同时它可使

甘油三脂的水平升高，因此要尽量少吃油腻的食物，特别是含有猪油、奶油的食物。增加不饱和脂肪酸的摄入，不饱和脂肪酸可降低血液中的甘油三脂和胆固醇含量，有降低血液粘度，改善血管弹性的作用，目前，植物油如花生油、芝麻油、菜子油、豆油等多为不饱和脂肪酸，应用植物油代替动物脂肪进行烹饪。

②禁食富含胆固醇的食物，限制胆固醇的摄入量。尽管胆固醇对人体的生长发育不可缺少，但当膳食中的胆固醇大于每日 300mg 时，就超出了正常需要量，引起心血管、肝脏等器官的改变。动物的内脏含有较高的胆固醇，特别是肝、肠、肚应尽量不吃，其次蛋黄、鱼籽和蟹也应尽量避免食用。

③合理适量减少碳水化合物的摄入。碳水化合物是人体热量的主要提供者，1 克葡萄糖可以转化为 4 千卡的热量，对于活动量不大的高血脂患者，除要增加活动外，还应减少碳水化合物的摄入，最常见的含碳水化合物多的食品为：淀粉、米、糖、薯类。由于碳水化合物可以转化为脂肪，过多食用米、面、薯类也容易造成甘油三脂的升高，因此要根据自己的活动量来适量减少碳水化合物的摄入。

1.6// 高胆固醇血症的中医治疗的方剂有哪些？

卢敏生的方剂：

（处方 1）桑寄生 15 克，决明子 30 克，山楂 30 克，葛根 15 克。

用法：将上述药水煎，每日服 3 次，服药 1 个月为 1 疗程。

（处方 2）茵陈 15 克。

用法：将上述药水煎代茶饮，每日 I 剂。1 个月为 1 疗程。

（处方 3）生首乌 15 克，菊花 9 克，熟地黄 15 克，麦门冬 15 克，夜交藤 15 克，鸡冠花 9 克，北沙参带 15 克，玄参 15 克，合欢皮 15 克，白芍 9 克。

用法：将上述药水煎．每日 1 剂，分 2 次服。服药 10 余天后复查血清胆固醇

1.7// 如何进行高胆固醇血症的饮食治疗？

降脂食物很多，现列举几种供大家选用。

第一部分

①柑桔。研究证明，一个人每天在饮食中补充 15 克果酸，3 周之内血液中胆固醇会明显减少。经常食鲜柑桔或其它含果胶的果实和蔬菜，可以减少血液中的胆固醇 15~18%。苦瓜：每天早餐时清炒或凉拌苦瓜 100g 左右当小菜就早点，牛奶一起吃，天天坚持。清炒是将苦瓜切好，用素油、豆豉、葱蒜及调料；凉拌则是将苦瓜切好后，用水焯一下，再加入调味品一拌即可。

②葫芦茶。陈葫芦壳 15 克，茶叶 3 克，共同捣碎成末，开水泡茶饮服，连服 3~6 个月，葫芦壳和茶叶均有显著的减肥消脂作用，经常饮服，可使血脂逐步下降。

③海绿豆粥。水发海带 50g，绿豆 30g 与粳米 50g 共煮粥。

④淡菜粥。淡菜 50g，温水浸泡 3 小时后烧开去心与粳米 50g 煮成粥，每日早晚温服．

⑤灵芝。取灵芝菌（干品）10g，加水 400mL，文火煎 15 分钟，取煎液 300m1，代茶饮，每日 1 剂，连服 1~2 月，降脂较佳，无副作用。

⑥蒲黄。蒲黄每日 3 到 5g，研末，开水冲服，21 日为 1 个疗程。

⑦生山楂。取生山植适量，研成细末，每日服 3 次，每次 15g，1 个月为 1 疗程。

⑧山楂菊花饮。山楂、菊花各 10g，决明子 15g，共煎汤代茶饮服。

⑨决明茶。取决明子挑去杂质，用文火炒至嫩黄备用，泡茶叶取决明子 15g，用白开水冲泡 20

分钟后，开水由淡黄而逐渐加深，浓如咖啡，并有股咖啡味，饮之香味四溢．喝到三分之一即加水，可多次冲水，直至颜色逐渐变淡后另换。

⑩香蕉柄。医学研究发现，香蕉的果柄有降低胆固醇的作用。用法是取新鲜香蕉果柄15到20g，洗净切片，放入杯中，以开水冲泡当茶饮，每日1次，连服15到20天，可使血中胆固醇明显降低。

第二部分

①冬瓜汤。不去皮的冬瓜，每日30~60克，煎汤当茶分数次饮服，连服1~3个月。冬瓜是蔬果中唯一不含脂肪的，所含的丙醇二酸可抑制糖类转化为脂肪，有防止体内脂肪堆积、血脂增高的作用，常饮可减轻体重，降低血脂。

②山楂降脂汤。生山楂15~30克，水煎2次，分2次服，每日二剂，连服6星期。山楂为消食积之品，有明显降血脂效果，但其味酸，胃酸过多者忌用。

③海带粉。海带洗净、晒干，研成粉末，每次服5克，1日3次，连服1~3个月。也可煎汤饮服或与绿豆一同煮粥食用。海带含大量纤维和微量元素，能减少大量脂肪在体内蓄积，可使血中胆固醇含量降低，同时有一定抗癌作用。

④人参核桃羹。取生晒参（也可为人参茎叶花蕾、果肉或抖了等）2克、核桃仁50克、鲜牛奶200毫升。先将人参、核桃仁用清水冲洗后，切碎，放在一起捣烂并搅拌均匀，盛入瓷碗中，加水适量，置锅内沸水蒸熟，再调入煮熟的牛奶，拌和成羹即成。早晚2次分服、常服有滋补五脏、益气降脂等功效，主治各种类型的高脂血症、脂肪肝，对中老年脾气虚弱、肝肾阴虚型高脂血症和脂肪肝患者尤为适宜。

⑤荷叶粥。荷叶2克，洗净后加水煎汤，去渣留汤，加粳米50克煮成粥，每日1次。也可将

荷叶烘干研末，每次服6克，1日2次，连服3~6星期。荷叶具有减肥消脂作用，常服可使血脂下降。

⑥虫草粟米粥。取冬虫夏草10克、粟米100克、蜂蜜10克。先将冬虫夏草洗干净，晒干或烘干、研成极细末、备用。将粟米淘洗干净放入沙锅，加水适量，大火煮沸后，改用小火煨煮至粟米酥烂，粥黏稠时，调入虫草细末，拌和均匀，再以煨煮至沸，离火，对入蜂蜜，调即成。早晚2次分服，常服有补虚益精、化痰降脂等功效，主治各种类别的高脂血症，对中老年肝肾阴虚、阴虚阳亢型高脂血症并发脂肪肝者尤为适宜.。

⑦三子降脂饮。取拘杞子、决明子、沙苑子各30克。先将决明子、沙苑子洗净，决明子碾碎，与沙苑子一同放入纱布袋中，扎口，备用。将枸杞子拣杂，洗净后，与药袋同入沙锅，加水煎2次，每次30分种，合并2次煎汁，拌匀即成。除去药袋，将枸杞子盛入碗中，备用，早晚2次分服，服用时，枸杞子也可一同嚼食咽下。常服有平肝益肾。降低血脂等功效。主治各种类型的高脂血症，对中老年肝肾阴虚型高脂血症开发脂肪肝者尤为适宜。

⑧山楂根茶。处方来源：《中国药茶》

配方：山楂根、茶树根、荠菜花、玉米须各10克。

制作方法：将山楂根，茶树根碾制成粗末，荠菜花、玉米须切碎，煎水代茶。

应用：本茶有降脂化浊、利尿降糖的作用。适用于伴有高血脂症和肥胖症的糖尿病患者。

⑨丹参黄精蜜饮。取蜂蜜、丹参、黄精各15克、陈皮5克。先将陈皮洗净切碎备用。将丹参、黄精洗净后，分别切成片，放入沙锅.加水适量，先用大火煮沸.调入陈皮碎末，改用小火煨煮30分钟，用洁净纱布过滤.去渣，留汁，回入锅中用小火煮沸，停火，趁温热调入蜂蜜，拌匀即成。早晚2次分服。常服有滋阴补虚、益气健脾、化淤降脂功效.主治各类型高脂血症。

⑩花生壳饮。花生壳干净花生壳研成细粉用水冲服9克，每日服1次。或用花生壳50克，

1000毫升，煮沸后再用温火煮20分钟，过滤残渣取汁服用，每日一剂，连服1~2周降血脂效果良好。

第二节　脂肪肝

2.1// 什么是脂肪肝？

脂肪肝是一种由多种诱因引起的以肝内甘油三脂蓄积过多为主要改变的弥慢性肝病，同时它也是各种肝脏疾病发展中的一个病理过程，重度脂肪肝可诱发肝硬化，肝功能衰竭，轻中度脂肪肝一般没有任何症状。

脂肪肝已成为我国第一大肝病。据最新流行病学调查显示，江浙沪地区脂肪肝发病率达15%~20%，按全国发病率约18%的保守估计，我国脂肪肝的人数达2.34亿人，且具有年轻化趋势。根据有无嗜酒习惯将脂肪肝分为酒精性脂肪肝和非酒精性脂肪肝，后者又根据其诱发原因分为肥胖性脂肪肝，高脂血性脂肪肝，糖尿病性脂肪肝，药物性脂肪肝等。

2.2// 生活中有哪些不良因素可诱发脂肪肝？

①肥胖。脂肪肝一般发生于肥胖，超重的人群，罗冬莉调查了3775人，其中脂肪肝的患病率为10.38%，由肥胖引起的脂肪肝占37.8%，高胆固醇引起占30.61%，可见肥胖在脂肪肝发病中的影响。一般说肥胖人群再加上有饮酒习惯，其发生脂肪肝的比率明显增加，这是因为肥胖者身体内脂肪过多，释放未脂化的脂肪酸增加，而这种在血液出现的游离脂肪酸对肝脏细胞有很强的毒性，

可以引起肝细胞结构的改变，造成肝脏内大量的脂肪沉积，造成肝脏脂肪变，诱发脂肪肝。

②饮酒。酒精性脂肪肝是大量长期饮酒的结果，所以称为酒精性脂肪肝，可见饮酒在脂肪肝中的作用。在具体到某个病人的脂肪肝成因时，有时候很难鉴别酒精性脂肪肝和非酒精性脂肪肝，因为可能很多人有饮酒的习惯，但不一定是嗜酒，但可以肯定的说酒是诱发脂肪肝的重要原因，我们知道酒是在肝脏内被代谢的，大量的酒精对肝脏有明显的毒性，它可以干扰人体的脂肪代谢，是诱发脂肪肝的原因。

③高血脂也是造成脂肪肝的重要原因，血中甘油三酯和胆固醇的升高，使肝脏摄取游离脂肪酸增加，肝脏的脂肪代谢长期处于高负荷的运转中，其中脂肪酸、极低密度脂蛋白、甘油三酯在肝脏内的转化、代谢失调，导致脂肪肝的形成。

④口服对肝脏有毒性作用的药物或毒物也是诱发或加重脂肪肝的原因。

⑤活动减少，体内脂肪肝代谢转化受阻。由于社会经济的发展，交通工具，电动便民设施的普及，人们的活动明显减少，体内的脂肪消耗明显减少，脂肪在体内蓄积，脂肪肝也是脂肪在肝脏内沉积的结果。陈慧敏调查 417 人有高级职称的人员发现脂肪肝的检出率为 23.5%，其明显高于平均人群脂肪肝的检出率 10%，从事脑力劳动，生活节奏紧张，活动量少的人群中脂肪肝发生率较高，其原因可能是情绪的改变造成体内各种激素如生长激素，胰岛素等分泌改变而影响脂肪代谢。

⑥ 环境因素：食物污染、大气污染与脂肪肝，肝硬化有关。动物试验证明，低蛋白及富含不饱和脂肪酸鱼油、玉米油均易诱发脂肪肝。

⑦遗传因素：无论是酒精性或非酒精性脂肪肝，都存在一定的遗传发病因素，特别是酒精性肝病，目前认为是多种基因决定的遗传病。另外需要说明的是遗传因素是脂肪肝发病的内因，并不是必要条件，也不具有必然的因果关系。只是说在脂肪肝的发病中有遗传倾向，也就是说其父母患脂肪肝，

其子女患脂肪肝的可能较大。

2.3// 什么是非酒精性脂肪性肝病？

非酒精性脂肪肝是一种无过量饮酒史，以肝细胞脂肪变和脂肪在肝内蓄积为特征的病，它包括单纯性脂肪肝，也就是我们通常所说的脂肪肝，还包括由肝脂肪变引起的肝炎、肝硬化。从目前发病情况看，90%的通常所说的脂肪肝是非酒精性脂肪肝病。

非酒精性脂肪肝病在世界范围分布来说，成人和儿童均可发病，日本和德国的发病率为14%，美国成人中的发病率为24%，北京报道显示，职员发病率为11.0%，上海为12.8%，杭州为5.2%。

2.4// 如何知道自己患有脂肪肝？

轻中度脂肪肝一般没有临床症状，对重度脂肪肝可引起肝功能轻度异常，但有时在短期内可发展为不可逆的肝损害，肝硬化的发生率为25%。对于肥胖、高血脂、糖尿病患者要警惕脂肪肝的可能，大多数脂肪肝都是在体检时被B超发现的。医生对脂肪肝的诊断也主要时根据B超得出的。

附：B超对脂肪肝的诊断标准。①肝实质呈点状高强回声，其回声强度大于脾肾的回声。②肝内血管显示不清。③肝深部回声减弱。对于具有第一项，加第二或第三项中任何一项即可确诊为脂肪肝。脂肪肝的其他检查方法不常用，B超是一种很实用，无创伤，操作简单的诊断方法。

2.5// 如何预防脂肪肝？

轻度、中度脂肪肝一般不会引起症状，但并不是良性及静止不变的病变，如果不注意预防及治疗，脂肪肝可在短期内发展为不可逆的肝损害，其中肝纤维化的发生率高达25%，大约5%~8%患者可能进展为肝硬化，但是如果我们平时注意预防和治疗，脂肪肝的病程进展缓慢，可以终生不出现任何症状，因此就脂肪肝的预防介绍如下。

（1）戒酒与酒精依赖性脂肪肝

积极成功的戒酒是防治脂肪肝最有效的措施。戒酒不仅可改善乙醇过量引起的细胞基本功能紊乱，且可阻断病程中出现的自身损害因子所致的乙醇依赖性组织损伤。戒酒能使脂肪肝患者食欲、体能、记忆力、工作效率明显提高，也能使肝脏的形态，组织学和生物化学指标恢复正常。酒精性脂肪肝患者在完全戒酒 2~4 周后，多数可表现组织学和肝功能明显改善，甚至可恢复正常，所以日本将肿大的肝脏明显缩小做为酒精性脂肪肝恢复的指标。肝转氨酶通常恢复较快，戒酒 3~6 个月后血清转氨酶未能恢复正常者，需要警惕存在脂肪坏死性肝炎的可能，应到医院就诊。

对于酒精成瘾，根据成瘾者嗜酒及酒精依赖程度，制定社会环境、心理和药物辅助等综合戒酒治疗方案；同时我们要从自己作起，改善社会环境包括社会文化素质的提高，人际交往的理性化、法制理念等大环境，也包括家庭，亲友等充满温暖和爱的小环境，达到让成瘾者彻底戒酒的目的。

酒精性脂肪肝在戒酒和纠正营养不良后，大部分在 3~6 月内消退，但也有更长消退者；而单纯性非酒精性脂肪肝，也就是平时最常见发病最多的脂肪肝，因为它发生的原因不是嗜酒，病人也没有长期饮酒的习惯，饮食治疗是最有效的治疗和预防的措施，同时也要限酒，因为具体到某个人的脂肪肝时，可能其原因是多方面的，所以限酒也是很重要的，必须长期保持不嗜酒的好习惯。

（2）多活动，增加体育锻炼

脂肪肝是脂肪在肝内的沉积，加强体育锻炼能有效改善人体脂肪的新陈代谢，消耗体内大量多余的脂肪，加速血脂的转化、分解、排泄，预防脂肪肝的发生。研究表明运动锻炼给肥胖、脂肪肝病人带来许多益处：①降低血中甘油三脂及低密度脂蛋白和胆固醇，提高高密度脂蛋白转化胆固醇的能力。⑦提高基础代谢率，增加能量消耗，减轻体重。③健康、科学的体育锻炼可以达到降低血压、血糖、血脂目的，能增加心、肺功能，预防代谢综合征的发生，起到强身健体的目的。

运动方案应根据患者机体状况制定。一般采用中、小强度长时间的有氧运动为好如快速步行、慢跑、散步、游泳、爬楼梯，每次运动应达 30 分钟以上，这样才能有效消耗脂肪。高强度短时间的运动不利脂肪的消耗，反而增加心、肺的负担。运动时间应在饭后 60~110 分钟最为有效，同时最好避开饭后立即运动、凌晨和深夜的时间段。运动频率以每周 3~5 次为宜，如果疲劳不持续到第二天，每日都进行运动更好。整个运动方案的实施应循序渐进，逐渐达到最适运动量，然后长期坚持。

（3）不要长时间、过量服用对肝脏有损害的药物

肝脏是人体最大的化工厂。人体的糖、脂肪、蛋白质三大代谢均在肝内进行。当长期服用对肝有损害的药物时，肝功能减退，脂肪代谢减缓诱发脂肪在肝内沉积。对于有肝病或肝功能异常者更应避免服用肝损药物。肝得健是一种从大豆中提取的必需磷脂，还含有维生素 B、E 等，对于保护肝脏，促进血脂的降低有益处，重度脂肪肝可以考虑服用此药。

（4）糖尿病合并脂肪肝的预防

由糖尿病引起的脂肪肝应首先以控制血糖为主，血糖控制理想后，脂肪代谢紊乱才可以得到纠正。双胍类的降糖药物可以改善人体对胰岛素耐受，并有减低体重的作用，对于 II 型糖尿病，可选择使用。糖尿病合并脂肪肝总的饮食原则为：食用低热量而不是高热量，低脂肪，高纤维素饮食。

2.6// 饮食如何预防和治疗脂肪肝？

饮食应给低热量、高蛋白、并补充少量维生素。脂肪肝患者总的热量不宜过高，热量的供给应以大米、面粉为主，热量控制不能骤减，当总量热量足够而蛋白质摄入不足，也可继续促成或加重

脂肪肝，应选择蛋白质高而脂肪含量少的食物如鸡、鱼、虾等肉类食物。

饮食中尽量减少单糖（如葡萄中含有的葡萄糖）和多价不饱和脂肪（如动物脂肪）的摄入，但需要适量增加必需氨基酸的摄入，蛋白质中含有许多必须氨基酸有抗脂肪肝作用，如蛋氨酸、胱氨酸、色氨酸、苏氨酸和赖氨酸等。每日蛋白质供应量可达 1.5~1.8g/kg。豆浆中含有近 20 种氨基酸，应提倡养成喝豆浆的习惯。

饮食不应过分精细。主食应粗细搭配，以面食、大米的摄入为主，在平时的饮食中要注意避免为了减肥，不吃主食的习惯，长期碳水化和物的摄入不足也是诱发脂肪肝的原因。平时应注意补充维生素和钾、锌、镁微量元素。脂肪的摄入不超过总量热量的 10%～15% 为好。热量的补充应以碳水化和物为主。

2.6.1 可供脂肪肝患者选用食品

燕麦。含有极丰富的油酸和丰富的皂甙素，可降低血清总胆固醇、甘油三酯。

玉米。含丰富的钙、磷、硒和卵磷脂、维生素 E 等，均具有降低血清胆固醇的作用。

海带。含干富的牛磺酸，可降低血及胆汁中的胆固醇；还含有食物纤维褐藻酸，可以抑制胆汁醇的吸收，促进其排泄。

大蒜。含硫化物的混合物，可减少血中胆固醇和阻止血栓形成，有助于增加高密度脂蛋白。

苹果。因含有丰富的钾，可排对抗体内多余的钠离子，维持正常的血压。它可降低胆固醇合成酶的活性，可减少人体内胆固醇的合成。

洋葱。所含的烯丙基二硫化物和硫氨基酸，不仅具有杀菌的功能，还可降低人体血脂，抵抗动脉硬化；还含有激活纤维蛋白的活性成分，可有效地阻止血管内血栓的形成；所含的前列腺素 A，对人体有良好的降血压作用。常吃洋葱，可防止心血管病的发生。

蕃薯。是生理性碱性食品，能中和体内因食肉和蛋代谢所产生过多的酸，保持人体酸碱平衡。它还含有较多的纤维素和胶原粘液，在胃肠中能吸收较多的水分，润滑消化道，起通便作用，它将肠道内过多的脂肪、糖、毒素排出体外，起到降脂作用。

深海鱼油。深海鱼油中的脂肪酸为饱和脂肪酸，可以阻止血液黏度过高，抑制血管收缩，降低血甘油三脂。美国心脏病协会建议一星期至少要吃两次鱼，应以深海鱼为主，常见的深海鱼有鲑鱼、秋刀鱼、石斑鱼、鲭花鱼。

另外，还有胡萝卜、菇类、花菜、向日葵、山楂、无花果、柠檬等都可起到降脂作用，脂肪肝患者不妨经常多吃。

2.6.2 药膳预防和治疗脂肪肝

几乎所有具有降脂、减肥作用的食物均可以预防和改善脂肪肝，目前治疗脂肪肝的药膳、验方很多，其中很多对预防和改善脂肪肝的有裨益，现将国内学者杨新萌选择的 8 道药膳介绍如下：

（1）决明子茶

将生决明子 40 克放入有盖杯中，用沸水冲泡，加盖闷 15 分钟即可代茶频频饮用，一般可冲泡 3—5 次，常服有清肝、降脂、明目、润肠等功效，主治脂肪肝伴有眩晕、头痛、视力减退、大便干结等症状，辩证属于肝热偏盛、阴虚阳亢的患者，常用于脂肪肝伴高血压病人。

（2）葛花茶

取葛花 10 克、荷叶半张，将荷叶切成丝状，与葛花同入锅中，加水适量。煮沸 10 分钟，过滤去渣，取汁即成，代茶频频饮用，当日服完。常服有解酒毒、降血脂等功效。主治酒精性脂肪肝。

（3）大黄茶

取制大黄 2 克、蜂蜜 10 克、先将制大黄洗净或烘干。研成极细末，备用。冲茶饮，每日 2 次，每次取大黄细末1克，倒入水杯中，用沸水冲泡，加盖闷15分，对入5克蜂蜜，拌和均匀．即可频频饮用，当日吃完。常服有清热泻火、活血、祛淤降脂等功效。主治各种类型的高脂血症，对中老年肝经湿热，气滞血淤型高脂血症并发脂肪肝者尤为适宜。

（4）人参黄精扁豆粥

取生晒参3克、黄精10克 白扁豆20克、粳米100克。先将生晒参、黄精、白扁豆择洗干净，同入锅中，加水煎煮30分钟，再投入淘净的粳米，大火煮沸后，改用小火煨煮成稠粥。上午下午2次分服。常有益气健脾、祛脂化湿功效，主治脂肪肝引起的气短乏力、精神萎靡饮食减少、食后腹胀、面目虚浮、舌质淡、苔白、脉细弱等症，辩证属于脾气虚弱的患者。

（5）绞股蓝粥

取绞股蓝15克，粟米100克。先将绞股蓝洗净，切碎，放入纱布袋中，扎口备用。

将粟米淘净后，放入沙锅，加水适量，先用大火煮沸。加入绞股蓝药袋，继续用小火煨煮30分钟，取出药袋，滤尽药汁，再用小火煨煮至粟米酥烂即成。早晚2次分服。常服有益气补脾、化痰降脂等功效，主治各种类型的高脂血症。对脾气虚弱痰湿内阻型脂肪肝患者尤为适宜。

（6）茵陈莱菔子粥

取茵陈、莱菔子各20克，粳米100克、蜂蜜20克。先将茵陈、莱菔子放入砂锅，加水煎煮20分钟，去渣取汁，与淘净的粳米煮成稠粥，对入蜂蜜．调匀即成，早晚2次分服，常服有护肝利胆、顺气降脂等功效，主治病毒性肝炎引起的脂肪肝。

（7）陈皮茯苓粉

取陈皮和薏苡仁各300克、茯苓450克。将陈皮、茯苓，薏苡仁洗净晒干共研成细粉，装瓶（防潮）备用。每日2次，每次15克，用温开水送服、常服有燥湿化痰、化脂降浊等功效，主治脂肪肝出现脘胁作胀、体形肥胖、神疲乏力、肢体沉重、舌质淡胖、苔白腻、脉滑等症。

（8）何首乌粉

取制何首乌 1000 克，将何首乌研成细粉，烘干，装瓶（防潮）备用。每日 2 次

每次 6 克，用温开水送服或冲服。连服 2 个月为 1 个疗程：常服有养血滋阴、降低血脂等功效，主治高脂血症并发脂肪肝，出现腰膝酸软、手脚心热口舌燥、烦燥失眠。

第三节　高血压

3.1// 我国高血压的现状如何？

世界卫生组织指出人口老化、快速城市化和不健康生活习惯的全球化使得富国和穷国面临着同样的健康问题。最显著的例子是慢性非传染性疾病，例如心血管疾病、肿瘤、糖尿病和慢性肺病，已经超过传染性疾病成为全世界的主要死因。高血压是导致心脏病、脑卒中、肾衰、过早死亡及生活功能障碍的重要原因。2013 年世界卫生日的主题就是控制高血压。

世界卫生组织数据库资料显示，目前中国人群高血压患病率与其他国家相比并不是很高，但由于中国拥有世界上最多的人口和高血压患病率持续上升，与其他各成员国相比，我国患者人数最多且不断增加。我国在高血压防控方面的负担也最大。

和发达国家相比，我国在高血压防控方面的最大挑战是提高控制率。我国人群高血压控制率低

的最主要的原因是治疗率低。在 2017 年，柳叶刀《LANCET》发布了"中国高血压流行、知晓、治疗和控制情况"。这项研究调查了 PEACE 项目的数据，包含了来自中国大陆 31 个省的约 170 万成人（35~75 岁）。整体而言，在 35 岁以上的中国成年人中，有近一半的人患有高血压，患病率随年龄增加。如果按照中国人口估算，中国有近 5 亿成人高血压患者。但是好像感觉没有那么多的高血压患者，那是因为高血压的知晓率非常低，只有三分之一左右的患者知道自己患有高血压。高血压的管理也存在很大问题，只有十二分之一的患者得到了有效控制。

3.2// 高血压的诱发因素有哪些？

高血压发病的危险因素有 3 个，一是体重超重，二是膳食高盐，三是中度以上饮酒。我国高血压的防治指南也公布了我国学者对高血压发病危险因素的研究结果，其结果与国外相似；但是对于高血压确切的发病原因还是不明，目前认为是在一定的遗传背景下由多种后天因素（包括血脂异常、精神神经因素、肥胖、吸烟、大量饮酒等）造成人体对血压的调控失调所致。根据我国高血压的发病近况看，国人对以上 3 大因素的控制还远远不够，肥胖超重的人群有增无减，对烈性酒的消费势头依然不减，有人比喻我国对酒的消费是每年喝掉一个西湖。对低盐饮食可预防高血压的认识和宣传还不够，调查发现认为可以通过减少食盐摄入来控制和预防高血压的人占被调查人群的 38.8%，因此对高血压的宣传教育还任重道远。

3.3// 高血压新的诊断标准是什么？

2017 年 11 月，美国心脏协会（AHA）和美国心脏病学会（ACC），这两家心脏研究的权威机构联合其他 9 个学会，发布了 2017 版最新的高血压诊断标准是成人（年龄 ≥ 18）未进行任何治疗的情况下，收缩压≥130mmHg（1mmHg=0.133kPa），舒张压≥80mmHg，即可以认为是高血压。

2017 版最新的高血压诊断分类

高血压分类	收缩压（mmHg）	舒张压（mmHg）
正常	〈120	和〈80
血压升高	120~129	和〈80
1 级高血压	130~139	或 80~90
2 级高血压	140~159	或 90~99
2 级高血压	≥160	或 ≥100

这次分类与第七次会议的不同剔除了高血压前期，增加了血压升高：收缩压 120~129mmHg，舒张压小于 80mmHg。更加明确了血压升高就应该采取包括生活方式调整、低盐饮食等干预措施，要注意和追踪这部分人群，减少和避免诱发高血压的其它因素，尽量使这部分人不出现高血压。

指南同时指出，高血压最好的测量和诊断地点是在家里，这样可以避免白大衣高血压。

3.4// 高血压对心血管危害有哪些？

高血压与许多心血管疾病相关，包括：心绞痛、心肌梗塞、心力衰竭、猝死、脑血管病、外周动脉疾病、主动脉瘤等。这些都是诱发脑中风、肾衰、心衰的重要原因，血压越高发生心肌梗塞、心衰、脑中风和肾功能不全的可能性越高。70 岁以上人群，血压在 115/75mmHg～185/115mmHg 之间的，收缩压每增加 20mmHg 发生心血管疾病的风险就翻一倍。

高血压可引起脑出血，左心室肥厚，肾小球固缩等病变，而且这些病理改变是不可逆的，最终将减少人的寿命，许多中青年的猝死与高血压有关。血压水平对心脑血管的发病影响是连续的，即使 55 岁以上血压正常的老年人其发生高血压的危险仍有 90%，国内研究表明高血压与脑中风关系密切，血压越高，脑中风的发生率越高，且中国人和日本人的脑中风受血压的影响比西方人大 1.5 倍。高血压 3 期（ ≥ 180/110mmHg）发生尿毒症的可能较正常大 12 倍。高血压还是阳痿，耳聋的诱发因素。

3.5// 控制高血压有何的益处？

高血压是中国第一位死亡风险因素。根据全球疾病负担研究，高血压在世界范围内都是死亡和致残的第一风险因素。高血压作为独立风险因素，造成的心血管疾病多于吸烟、饮酒、血脂等等。高血压也是肾病的第二风险因素，仅次于糖尿病。根据中国数据，2016 年中国因高血压造成的死亡人数是 229 万人，是中国人的第一位致死风险因素。

对于老年人控制血压的意义还在于，许多老年病都与高血压有关，例如老年性耳聋、失眠、老年性痴呆、阳痿等等，所以说对于高血压患者控制血压是麻烦一时，却是终生受用。

3.6// 高血压病人血压控制到多少为好？

SPRINT 研究证明，血压低更好。此研究是促成 2017 指南更改高血压定义的最主要的推动力。此项研究证明，比以往更积极地降压能有更大程度的获益。降血压降至 130/80mmHg 之下，与标准降压方案（降至 140/90mmHg 之下）相比，死亡风险降低了 27%。即使高风险人群，比如糖尿病、肾病和老年人（ > 75 岁）群体，积极治疗的获益也是明显的。

无论血压多高，患病时间多长，血压多难控制，我们都应该将血压控制在收缩压降至 < 130mmHg，舒张压 < 80mmHg。根据目前的医疗水平只要正确服药，不可能把血压降不到以上标准，最主要是

我们的重视程度和耐心。血压控制不达标的主要原因，①健康教育不够，我们对高血压危害认识不足。②由于我国对基层医生和社区全科医生的培养和继续教育还不够，医生缺乏对治疗高血压原则的普遍。③医患者之间缺乏有效充分的沟通和配合，病人服药不规律，必须要加强宣传教育，取得共识，提供方便，解决困难才能达到有效控制的目的。JNC-8 把提高高血压的控制率作为一个重要问题提出，指出①临床医生在认真选用治疗方案前须说服病人采取健康的生活方式，才能发挥最有效的降压效果；②强调治疗应该"达标"，即应把血压控制在 130/80mmHg 以下。在这一方面又必须医生和患者有充分的沟通和配合，加强宣传教育，取得共识，提供方便，解决困难才能达到。因此，为了把高血压的预防和治疗工作做好，需要付出艰辛的努力，"指南"为我们提供了理论和实践的依据，同时也一定会在实践中不断完善。

3.7// 如何有效控制血压?

新指南强调了非药物治疗（健康管理）在高血压治疗中的基础作用。非药物治疗包括：减重、健康饮食、限盐、补钾、锻炼、限酒，这六项被证明足以有效降低血压，一级高血压完全可以通过健康管理得到控制，对于 2 级高血压的治疗，吃药也需要和健康管理结合。这六种高血压管理方法都被强有力的证据所证实（A 级证据）。

高血压是身心疾病，当机体长期处于精神紧张、疲劳时，可造成大脑的兴奋和抑制失调，中枢神经紊乱，大脑对心血管系统的调控失常，导致持久的血管收缩，血压升高，因此我们要保持一颗平常心，遇事不慌，做事时要提前留出多余时间，切忌急噪，要加强自身修养，塑造胸怀宽广、性格豁达的心理素质。要学会调整自己，保持心理平衡。平时可以通过散步、听音乐、聊天等方式保持乐观平静的心境。

　　饮食指导。饮食治疗的目标是减轻体重和限制食盐的摄入。超重和肥胖是高血压的诱发因素，应该控制热量的摄入，少吃甜食，不吃油炸、熏烤的食品，限制脂肪的摄入，适量摄入蛋白质。高血压病人每日蛋白质的入量为每公斤体重 1 克为宜，动物性蛋白质与植物性蛋白质各占 50%，每周吃 2 次或 3 次鱼类蛋白质，尤其是鲨丁鱼，研究表明，鲨丁鱼可改善血管弹性。多吃含钾、钙、镁丰富而含钠低的食品，如：豆类、杏仁、核桃、茄子、小米、荞麦面、海带等食品，因为钾、钙、镁等离子在体内是钠的拮抗剂，它们可以减缓因高钠引起的高血压。尽量少食用腌制品，饮食要清淡，每日钠的摄入量应小于 5 克。多吃蔬菜、水果增加维生素的摄入，限酒、戒烟，少喝浓茶和咖啡，只要病人坚持次饮食原则，持之以恒，一定有利于健康，有利于血压的控制。

　　运动是高血压辅助治疗的重要手段，高血压前期完全可以仅靠控制食盐和运动将血压降至正常水平，运动的方式有散步、慢跑、气功、太极拳等，但不能运动强度过高，应以运动时心率达到最快心率（最快心率 =170- 年龄）的 70%~85% 为宜，每周应从事 3~4 次为好，每次应 20 分钟到 30 分钟为好，时间应在下午 4 点到 6 点，不宜在清晨进行运动，清晨是血压最高的时间，许多心脑血管意外大多发生在此时。应从小运动量开始，循序渐进、持之以恒，最终达到增强体质、减轻体重、控制血压的目的；但对于一期以上高血压仅通过以上方式还不能有效控制需要药物治疗。噻嗪类利尿剂治疗高血压，特别适用于轻中度原发性高血压人，老年人单纯收缩期高血压、肥胖及高血压合并心力衰竭的患者。

3.8// 高血压如何进行药物治疗？

　　2017 年高血压最新指南强调的是：①高血压病人要改变生活方式及消除引起心脑血管疾病的各种危险因素；②对 2 级高血压（高压 140~159mmHg 或低压 90~99mmHg）

　　病人可用一种抗高血压药物治疗（或联合用药），包括噻嗪类利尿药、血管紧张素转换酶抑制剂（ACEI）、血管紧张素受体拮抗剂（ARBs）、钙离子阻滞剂（CCBs）都可以作为首选。3 期高血压病人常需要 2 种或 3 种以上的药物联合治疗。一般说一种药物大约能降低收缩压 10mmHg，增加一种药可再降低 10mmHg；③在所推荐的 4 大类药物中，噻嗪类利尿药、血管紧张素转换酶抑制剂（ACEI）、血管紧张素受体拮抗剂（ARBs）、钙离子阻滞剂（CCBs）的降压幅度相同，并不特别强调某一种药物的降压作用，只是强调适应症，推荐适合的药物及联合治疗，这些推荐是基于近年来大规模随机药物临床实验的结果，应该有相当大的指导性；④降压治疗的总目标是将收缩压（SBp）降至 <130mmHg，舒张压（DBp）<80mmHg，减少心血管病或肾脏疾病的发生率和病死率，伴糖尿病和肾病的高血压患者其治疗达标率是 <130/80mmHg；⑤噻嗪类利尿剂无论是单独或与其他几种类别的抗高血压药物如血管紧张素转换酶抑制剂（ACEI）、血管紧张素受体拮抗剂（ARBs）、β 受体阻断剂和钙离子阻滞剂（CCBs）联合使用均有益处。此外，噻嗪类利尿剂比其他抗高血压药物便宜、降压作用出现较快等优点。虽然噻嗪类利尿剂的缺点也是突出的，如低血钾、干扰血脂血糖代谢，加重痛风及引起性功能障碍等，但在大多数已经发表的实验中，小剂量噻嗪类利尿剂的副作用是可以接受的，仍是基本的抗高血压治疗药物。

　　2017 最新高血压指南把提高高血压的控制率作为一个重要问题提出，指出①临床医生在认真选用治疗方案前须说服病人采取健康的生活方式，才能发挥最有效的降压效果；②强调治疗应该"达标"，即应把血压控制在 130/80mmHg 以下。在这一方面又必须医生和患者有充分的沟通和配合，加强宣传教育，取得共识，提供方便，解决困难才能达到。因此，为了把高血压的预防和治疗工作作好，需要付出艰辛的努力，"指南"为我们提供了理论和实践的依据，同时也需要在实践中不断完善。

3.9// 高血压如何进行运动?

目前国内对于高血压的治疗多注重药物治疗，而对运动治疗和饮食治疗尚未引起足够的重视，其实高血压的运动疗法和饮食治疗应当作为高血压前期的首选治疗方法。

大多数研究表明，体育活动是独立的降压因素，对中度和临界性高血压患者，体育活动可以使动脉收缩压和舒张压分别降低约 8~10mmHg 和 7~8mmHg，有报道最初高血压收缩压为 145~195mmg 者，在体育锻炼后，收缩压可下降到 140~170mmg，平均下降 5~20mmg。大量的流行病学调查显示，体育锻炼尤其是有规律性的有氧运动对高血压的降压效果可靠。

那么为什么运动可以降低血压呢？①首先运动有助于体内的升压物质（肾上腺素）的代谢。②运动后可刺激人体分泌扩血管的物质，而引起血压下降（这些物质包括：前列腺素，抗血栓素等）。③运动后可使心脏的心输出量和每搏输出量减少，引起血压暂时性的下降。④其他原因，运动能降低血脂，改善血管的弹性，纠正动脉粥样硬化等。

高血压的运动治疗应该是十分有效的，特别是对于高血压前期或高血压一期可以有明显的作用，许多高血压前期的病人，在经过 3~6 个月的运动治疗后血压可以恢复到理想水平。运动对血压的控制是十分有效的，但在进行运动时必须具体自己的血压水平，身体状况，生活习惯来选择适合自己的运动方式，且要持之以恒，这样才能称为高血压的运动治疗。

高血压最理想的运动方式：高血压应进行有氧锻炼，有氧锻炼就是进行运动时需要增加氧的消耗，也就是需要肺的呼吸频率增加，一般常见的运动方式有散步，快走与慢跑，上下楼梯或爬坡，游泳等。

当选择好自己的合适运动方式后，运动的强度应以中小强度为宜。运动时心率应控制在本人最

中青年高血压的病因

中青年继发性高血压的病因		中青年原发性高血压的病因	
肾脏疾病	肾小球肾炎	饮食因素	高盐饮食
	多囊肾		高脂肪、高蛋白
	肾盂肾炎	心理因素	精神紧张
			精神焦虑
血管性疾病	肾动脉狭窄	药物因素	外源性类固醇药
			血管活性药物
			速尿类药品
	主动脉狭窄	遗传因素	
内分泌疾病	原发性醛固酮增多症	其它因素	烟草中尼古丁
	甲状腺疾病		咖啡因
	嗜咯细胞瘤		空气污染

大心率的60%~70%。一般40岁以下的人心率控制在140次/分钟以下，50~60岁控制在130次/分钟，60岁以上控制在120次/分钟以内。

运动时间约30~60分钟最好，定时、定量、坚持不懈。运动频率：年龄较轻者每周4~5次，老年人每周3~4次为好。

运动前应进行准备活动，准备活动应持续10分钟，可做腰、腿、髋关节的轻微活动后，再逐渐伸展上下肢体活动。

在运动中防止伤害，安全第一，避免急停急起的运动方式，避免做憋气动作，当血压没有得到有效控制，要当心运动后高血压引发的心衰。高血压出现严重的头痛心慌时应暂停运动，防止出现心脑血管意外。

高血压运动强度过大会造成降压效果不明显，每周 3 次的中低强度运动可以取得与大强度相似甚至更为理想的降压效果。

对于 3 期高血压，心功能尚可的病人，应咨询医生后，以太极拳、气功等传统健身方式为好。这些方式有明显调节神经作用，可以改善支配心血管系统的植物神经功能，达到降压的目的。

3.9.1 哪些高血压病人适应于运动疗法？

1、2 期原发性高血压和高血压前期患者，适当的运动有助于预防高血压的发展，运动疗法对于以舒张增高为主的中青年高血压，作用更好。对于老年人，体质差，有高血压并发症的病人可以进行太极拳、气功，气功以静功为主，一次训练 30 分钟左右，太极拳要动作柔和、舒展，要有节律，此二项运动比较安全，适合于大多数高血压患者。

3.9.2 哪些高血压病人不适合运动疗法？

对于高血压并有器官功能损害患者，特别是伴有左室肥厚、蛋白尿、肾功能不全以及 3 期原发性高血压患者运动应谨慎，急进行性高血压，重症高血压或高血压危象，高血压合并心功能衰竭、不稳定性心绞痛、主动脉瓣狭窄、肥厚性心肌病、心动过速、严重的心律失常、急性感染或眼底出血的患者以及运动中血压过度增高的患者，应禁忌运动疗法，不适合进行有规律有强度的运动。以上情况大多数需要住院治疗。

3.10// 中年人高血压有哪些特点？

当今社会经济高速发展，生活节奏加快，中青年人是社会的骨干，他们的工作压力、生活压力也是最高的，高血压在这一人群中不少见。中青年高血压包括中青年高血压病人和中青年血压升高，从目前看中青年高血压的发病率逐年提高，其中血压升高所占比率也相当多，据调查 35 岁以下青年人血压升高者约占 9%，如果中青年高血压治疗不及时，不祛除诱发因素，血压会持续升高，很多血压升高会转入 1 级高血压，最终成为高血压病人。

尽管中青年高血压的患者病程短，但经过长期追踪随访证实，不及时治疗发展也很迅速，其后果严重，由于年轻预期寿命长，血压如果控制不理想，它可诱发心脑血管病，最终会出现心、肾、脑的并发症影响以后的生活。中青年发生高血压的主要原因为工作压力和生活压力大、社会竞争激烈、活动减少、生活不规律、遗传因素等等，这些因素最终会造成人体内脂肪、糖、蛋白质的代谢紊乱，通过血管收缩舒张调节血压的功能失调，促成高血压。

中青年高血压的另一特点是继发性高血压所占比例较高，也就是说中青年高血压有许多是其它疾病的表现，高血压是其它疾病所引起，因此在中青年高血压病人要寻找引起高血压的原因，要排除由肾脏疾病如肾炎，血管性疾病如肾动脉狭窄，代谢性疾病如醛固酮增多症等等引发的高血压，因为以上疾病是可以治疗或治愈的，通过治疗上述疾病中青年的大多数继发性高血压是可以治愈，是不需要终生服药。

3.11// 老年高血压的特点有哪些？

众所周知血压是随着年龄的增长而逐渐升高的，65 岁以上老年人，有三分之二的人患有高血压。资料显示 55 岁以上的老年人即使血压正常，也有 50% 的可能发展成为高血压。老年人血压波动大，易受环境、体位、情绪的影响。

老年人随着各种器官的衰老，体内血管压力感受器敏感性减退，导致老年人血压波动较大，尤其以收缩压明显。老年人体位性低血压发生较频繁，特别是在抗高血压治疗中服用 a – 受体阻滞剂时容易发生，其原因也是与老年人压力感受功能减退有关，因此在老年人中服降压药时一定要从小剂量开始，逐渐增加剂量或种类，逐步使血压达标。其正常人 24 小时血压变化的特点是日间血压升高以早晨 8 ~ 10 点和下午 4 点为最高点，夜间血压下降，呈双峰 – 谷长柄勺型，一般夜间血压水平较日间低 10% 以上；而老年人高血压患者血压夜间下降的幅度减小，勺型不明显，甚至消失，个别人还出现夜间高血压，血压的这种昼夜节律消失，夜间血压持续升高，使心血管长时间处于高负荷工作状态，也是老年人高血压很容易导致和加重心、肾、脑等重要脏器损害的原因。

对于老年人血压越高发生心肌梗塞、心衰、中风和肾功能不全的可能性越高，血压处于 115/75mmHg ~ 185/115mmHg 之间的老年人群，收缩压每增加 20mmHg 发生心血管疾病的风险就增加一倍。

单纯收缩压期高血压是指收缩压大于等于 140mmHg，而舒张压小于 90mmHg 的高血压病，其中 90% 的单纯收缩压期高血压发生于 60 岁以上的老年人，故又称老年收缩压期高血压，60 岁以上老年收缩压期高血压发病率为 7.13%，占老年男性高血压比率 57%，占老年女性高血压比率为 65%。老年人发生收缩压期高血压的原因主要是心血管系统的弹性减低，动脉硬化，心脏收缩时压力直接传导到周围血管，缺乏大动脉的弹性缓冲。在 60 岁以下高血压人群中，单纯收缩压期高血压仅占 5%，60 ~ 70 岁占 10%，70 岁以上占 24%。由于只有收缩压的升高而舒张压不高，因此脉压差（脉压 = 收缩压 – 舒张压）增大，脉压越大越容易造成心、肾、脑等重要脏器损害，再加上老年人高血压的病史长，所以老年人高血压常合并有心、肾、脑等重要脏器损害。

由于老年人的肾功能减退药物代谢缓慢，再加上老年人高血压多伴有肾动脉硬化，肾对药物、毒物的代谢功能减退，对降压药物耐受性差，大剂量降压药物容易在体内蓄积，加大了药物的毒副作用，所以老年人服药应从小剂量开始，有时小剂量药物即可缓解高血压的症状。老年痴呆与高血压也有密切关系，良好的控制血压不仅可以避免心、肾、脑等重要脏器损害，而且可以延缓老年性痴呆的进程，但是在服用降压药物时应避免选用中枢神经系统降压药，如可乐定、甲基多巴等，可以避免和减少抑郁症的发生。

3.12// 中医治疗高血压的偏方

（处方1）柴胡6～10克，葛根，丹参各10～15克，菊花、桑枝各12～15克，丹皮、赤芍、红花、地龙各10～12克，薄荷6克。

加减：淤象明显者加甲珠、三棱、莪术；热象明显者加黄芩；便秘者加大黄；头痛甚者加蔓荆子；浮肿者加益母草，泽兰；夹痰看加天竺黄、竹沥、胆星。治疗获效，血压下降后减去薄荷、柴胡、地龙、红花。

用法：将上述药水煎，分2次服，每日1剂，连服30剂。

（处方2）菊花100克，丹皮250克，白芷250克，川芎250克。

加减：头痛较剧者加细辛250克（另用小袋装放药枕里，痛止时，可拿去）。体肿下午面部有潮红者，丹皮、川芎可增加至375克。胃气弱者，如感白芷气味不适，可减去125克。

用法：将上药共装入洁净的布袋中，睡时作枕头用。

（处方3）黄芪30克，淫羊藿10克，巴戟10克，首乌30克，熟地30克，桂枝10克，白芍10克，钩藤90克（后下），当归、川芎各15克，潼、白蒺藜各10克，龙骨、牡蛎各30克。

加减：偏阳虚者加入肉桂 10 克，兼阴虚者，加入玄参 30 克，丹皮 15～30 克，生地 30 克；夹痰湿者，去熟地加半夏 10 克，陈皮 10 克，石菖蒲 10 克；有痰火者，加入黄芩、半夏各 10 克；失眠者，加入炒枣仁 15～30 克；血淤者，加入丹参 30 克，红花 10 克。

用法：将上述药水煎，每日 1 剂，分 2 次服。治疗期间一律停用降压西药及辅助药（包括镇静安定药）。

（处方 4）用醋浸花生来治高血压。将花生米放在食醋中浸泡 5～7 天，每日早晚各服 15 颗，可以降血压，待血压控制后可减量，改为隔日服用。

（处方 5）灵芝 黄芹，丹参，何首乌各 15 克，泽泻，生山查各 10 克，加工为末，装入胶囊，每日 8 粒，没日 3 次口服，连服 3 月，治疗 36 例病人总有效率达 55.56%。

1.13// 高血压的饮食调理

（1）枸杞红枣粥

原料：枸杞子 30 克，红枣 10 枚，粳米 100 克，盐适量。

制作：枸杞子洗净，放净水中浸发，红枣（去核）洗净，粳米淘净，温火煮沸后，放入枸杞、红枣，小火慢煮至熟时，放入精盐，调煮 3 分钟即可，每日一次，宜常服不断。

特点：本粥功能滋养肝肾，适用于肾高血压。

（2）菠菜红枣粥

原料：菠菜 50 克，红枣 10 枚，粳米 80 克，姜米、精盐各适量。

制作：将菠菜洗净，放入热水中烫 3 到 5 分钟，捞出切小段。红枣（去核）洗净；粳米淘净，与红枣放锅内加入适量净水，温火煮到粳米七成烂时，放入菠菜、姜米，精盐，煮至香烂时即可，可早晚服。

特点：本粥以平肝降压为主，适宜于各型高血压。

（3）双耳冰糖粥

原料：白木耳、黑木耳各 15 克，粳米 80 克。

制作：将白、黑木耳洗净，放净水中浸发，撕成小片. 粳米淘净，放入锅内，加入适量净水，温火煮沸后，放入白、黑木耳，小火慢煮至粥状时，加入冰糖（先溶成小块）调匀即成，每日 1 次。

特点：本粥以滋阴养肝为本，适宜于肝阴不足引起的动脉硬化、高脂血症、高血压。

（4）沙参葛粉粥

原料：沙参 30 克，鲜葛根 50 克，粳米 60 克，盐、葱花各适量。

制作：将鲜葛梗洗净，切片，沙参洗净，将鲜葛根经水磨后澄取淀粉（沙葛淀粉）、晒干备用（可一次性制备 30~50 份量）。粳米淘净，置砂锅内，放适量净水，温火煮沸至米熟半烂时，取沙葛淀粉（先用净水溶化），渗入米粥内，再入精盐、葱花调煮片刻即可，1 日 1 次，1 个月为 1 疗程。

特点：本粥口感滑润具升阳降浊作用，对高血压伴有头痛项拘之症极为适宜。

（5）蚌肉炒丝瓜

原料：蚌肉 180 克、鲜嫩丝瓜 300 克、花生油 50 克. 酱油、味精、陈醋、精盐、生姜、葱白各适量. 猪骨汤 100 毫升。

制作：蚌肉用清水揉搓净白，以无浊液为度，沥干水分待炒。丝瓜刨皮用水冲净。切成薄片，用温火将蚌肉爆炒至半熟时，放入陈醋再加丝瓜，小火炒至丝瓜变青绿色泽上拌料，即可出锅。

特点：本菜色、香、味俱全，清淡而不腻，滋养而不燥，适宜各类证型高血压。

营养含量：每 100 克蚌内含优质蛋白 7.5 克，脂肪 6 克，碳水化合物 1.1 克，热量为 88 千卡，钙

146 毫克、磷 89 毫克、铁 11.8 毫克。丝瓜含有胡萝卜素、维生素 C、维生素 B 以及皂甙、瓜氨酸和生物碱、糖类。两者合用，达到了适中优质蛋白、低脂肪、丰富维生素的配方要求。

注意事项：蚌肉性寒.味甘、咸，制作时宜取新鲜活存者为佳，脾肾虚弱者不宜多食。

（6）糖醋红番茄

原料：鲜红番茄 250 克，鸡蛋清 3 个，植物油 100 毫升，清汤 100 毫升，面粉、干豆粉、白糖、醋、白酱油、胡椒粉、香油、水豆粉、味精各适量。

制作：番茄去皮，切成 7 毫米左右厚的片状，洗净凉干水分。面粉、干豆粉与鸡蛋清搅成蛋浆。味精、胡椒粉、精盐、酱油、水豆粉。白糖（醋合）与清汤兑成滋汁，锅红下油至七成熟，将番茄置于蛋清内粘满均匀入油锅内，炒至菜呈黄色捞起，锅内留油 50 毫升，倒入滋汁，收浓成流芡加入香油，淋在番茄上即成。

特点：本菜香甜味醇，具有养阴血、怯风热的功效，适宜各类证型高血压患者。

营养含量：番茄味甘酸，性微寒，富含胡萝卜素、维生素 B 等成分，具有较好的改善末梢循环功能。食醋味酸、性温古称苦酒，对硬化的动脉有软化作用。番茄与食醋的配制，相互促进对血管有"清洁"保养作用。

注意事项 脾胃虚寒及溃疡病患者慎服。

（7）芹菜炒香干

原料：芹菜 250 克、香干 3 块，菜籽油 50 毫升，精盐，味精，干红椒各适量。

制作：择除芹菜的枯老叶片及根须，洗净.切成约寸长许并剖开茎部。香干切片状与芹菜相等长条。温火上锅内待油七分热时，放入香干，稍炒片刻，即下芹菜，至芹菜溢出清香味时，加入食盐和味精即可。

特点：本菜是一道纯正的素肴，具有甚强的降脂、降糖作用，动脉硬化、高脂血症、糖尿病以及高血压的肝阳上亢型均有食疗功效。是高血压家常食谱中的"座上宾"。

营养含量：芹菜含大量纤维素、维生素B、维生素C、胡萝卜素、植物蛋白，其叶含芹菜甙、挥发油、铁、有机酸。香干系豆类制品含蛋白质40％和人体必需氨基酸，尤以赖氨酸较多，脂肪为18%~20%，其中富含油酸及亚油酸，均系不饱和脂肪酸，具有降胆固醇的作用，研究表明：黄豆加工成豆制品后其蛋白质消化率最高，可达92%~96%。

注意事项：芹菜系民间保健之佳物，《吕氏春秋》赞说："菜之美者，有云梦之芹"。对此，现时的芹菜有水、旱两种，"食疗"以旱芹为佳。有不少人食芹不食叶的习惯，其实芹菜叶所含矿物质及维生素非常丰富，降压成份与其根茎无差。因此，此肴最好不要去掉芹叶。

（8）凉拌马齿苋

原料：鲜马齿苋250克，蒜末15克，麻油50毫升，精盐，味精，酱油各适量。

制作：择去马齿苋杂质及老梗洗净，切成半寸长小段，用沸水烫透后沥干水分，置于盆内。大蒜抖成蒜泥状，将盆中马齿苋摊放拌匀精盐，加入蒜泥、酱油、味精、麻油，再次拌匀，待马齿苋变软状即可。

特点：本菜清凉甘酸，健脾开胃，田园野生，采挖方便，适宜各类证型高血压。

营养含量：马齿苋自古为民众所喜食，故又有长寿菜、安乐菜之芳名，为保健之上品，主要营养成分含氨基酸，维生素A，维生素B_1，维生素B_2，维生素C，胡萝卜素和微量元素钾、钙、铁、磷、糖类及纤维素等。

注意事项：马齿苋含丰富纤维素，对老年性便秘有较好的清润作用，故老年高血压兼大便秘结者可常，而脾胃虚寒者则少食。

（9）苦瓜炒兔肉

原料：苦瓜150克，兔肉250克、植物油80毫升，猪肉汤150毫升，精盐，辣椒油，料酒、陈醋、酱油、味精各适量。

制作：苦瓜洗净后剖开分两半，挖出瓜内籽瓤，切成小片，撒上少许精盐搅匀置于盆内。将兔肉剁成小块状，放入碗中，加入精盐、料酒、陈醋、酱油淹渍15分钟左右。用武火把油烧沸至七成熟，放入兔肉爆炒至七成熟（兔肉呈白色）铲出置盆内。将苦瓜用手挤出盐水后，放入油锅用小火炒几遍后，放入兔肉，辣辣油、生姜，翻炒几遍，待香味至浓时故入猪骨汤，待汤沸收干兔肉呈深棕色即可出锅。

特点：本菜营养丰富适中，香嫩鲜美可口，是高血压并动脑脉硬化、冠心病患者的理想肉类食品。

营养含量：兔肉每100克含蛋白质21.2%，高于牛肉、羊肉和猪肉，且是优质蛋白质食品，因肌纤维细腻疏松水份多，所以肉质细嫩、易于消化吸收，胆固醇含量低，只有83毫克，脂肪为0.4克、碳水合化物0.2克，热量89千卡、钙16毫克、磷175毫克、铁2毫克，同时还含有人体必须氨基酸。苦瓜含苦瓜素、糖类、蛋白质及多种氨基酸、维生素C、胡萝卜素、烟酸等物质，研究表明，苦瓜因具清热解毒功效，有抗感染，提高免疫功能的效应，对高血压合并糖尿病患者尤为适宜。

注意事项：兔肉性凉，味甘，苦瓜亦性寒，故脾胃虚寒者慎服。

（10）过油洋葱

原料：洋葱60克，植物油少许。

制作：用洋葱60克切成细丝，用食油抄熟食用每天吃，治疗高血脂高血压的病人，半年后均取得良好的疗效。

特点：洋葱内含有血管扩张剂，可以降低人体外周血管和心脏冠状动脉的阻力，改善心肌供血，有降压的作用。

（11）冬笋野鸡片

原料：野鸡脯肉300克，净冬笋肉50克，鲜红椒30克，鸡蛋1个，植物油80克，香油、蒜子、生姜、葱花．料酒、湿淀粉、酱油、味情、精盐、鲜汤各适量。

制作：野鸡取胸脯净肉割去筋，切成5厘米长，2.5厘米宽，0.2厘米厚的小薄片，用葱姜酒汁、（葱、姜搗烂，用料酒取汁），盐、鸡蛋清、湿淀粉调匀上浆，拌点冷油。冬笋切成与鸡脯肉相等的小薄片、鲜红椒去蒂去籽，切丝状，用部分大蒜、生姜、葱均切末。净锅置武火上，放油烧到五成热放入野鸡片，用竹筷拨散滑熟，倒出滑油，其油再烧到六成热，加入姜、葱、蒜末，煸出香味，放入冬笋片，鲜红椒片、酱油、精盐、味精一同拌炒，放鲜汤，用湿淀粉调稀勾薄芡，倒入滑熟的野鸡片、葱段翻炒均匀，淋入香油，装盘即成。

特点：本菜色泽鲜亮，鸡片嫩滑，香辣味美，适宜于多种类型的高血压患者，尤以痰浊中阻者为佳肴。

营养含量：野鸡性温，味甘、酸，每100克肉含蛋白质24.4克，脂肪4.8克，热量141千卡，钙14毫克，磷263毫克、铁0.4毫克，还含有维生素A、维生素B_1、维生素B_2、维生素C等物质，冬笋味甘微苦，性凉，含有多种维生素、胡萝卜素、氨基酸、蛋白质、钙、磷、铁，这些物质具有开膈消痰，通利二便之功用。

注意事项：此肴对于脾胃虚弱，腹泻者不宜。

（12）红枣玉米饭

原料：玉米50克，红枣10枚，糯米150克，猪骨250克．

制作：取新鲜猪骨熬汤至500毫升（以汤呈浊亮色为度）。将玉米用清水洗净后再置清水中浸泡15分钟。红枣洗净去核，玉米、糯米、红枣先置到饭锅内，放入猪骨汤，再加入适量清水，将米饭煮至香熟为度。

特点：满足人体热量和营养的正常需求，玉米、大枣有降低胆固醇、调和肝、脾，渗湿利水的作用。

营养含量：玉米含有较多的不饱和脂肪，同时含有大量的镁，大枣是维生素族类含量较多的果物。如维生素C，维生素A、维生素B、维生素P等。猪骨汤性温，味甘，每100克含优质蛋白2.5克，热量为740千卡，符合高血压患者优蛋白，低脂肪的营养原则。

注意事项：本饭适合于高血压患者体质偏瘦者，既保持了人体所需的营养，又控制了高脂肪的摄入，但对合并有高脂血症者不宜多服。

（13）胡萝卜莲子饭

原料：胡萝卜200克，莲子肉30克，粳米150克，大枣10枚。

制作：鲜胡萝卜200克洗净（不去外皮），分两次煮沸取汁500毫升。莲子去心用冷水浸泡20分钟。大枣洗净去核。取胡萝卜汁并加水适量同莲子肉、粳米、大枣共煮至香熟为度。

特点：味甘性平，补脾养肝，强心利尿，对心，肾均具有滋养功效。

营养含量：胡萝卜含有维生素A、维生素C和维生素B及钙、钾、磷、铁等元素，同时所含槲皮素，山奈酚能增加冠脉流量，降低血脂。所含琥珀酸钾盐有降低血压的效应。

注意事项：胡萝卜煮沸取汁做饭，有利于营养成分的保存和利用，优于菜肴中的胡萝卜效价。胡萝卜的降压功效此法乃首选。

（14）荞麦绿豆饭锅

原料：荞麦50克，绿豆50克，粳米150克，大枣10枚。

制作：选择净粳米寝清水洗净，绿豆浸泡15分钟后去皮。大枣洗净去核。

先将粳米与绿豆煮沸，再入荞麦与大枣，煮至香味甜熟为度。

特点：味香可口，开胃宽肠，具有养心气利血脉之功，从而起到调理血压的作用。

营养含量：热量适中。荞麦的茎和叶含有芸香甙等黄酮类物质，绿豆为高钾低钠食物，再有大枣多种维生素，其营养符合高血压低钠的原则。可作为高血压患者的主食。

（15）玉竹豌豆饭

原料：玉竹30克，豌豆50克，粳米150克，大枣10枚。

制作：玉竹用冷水泡发，煮沸20分钟后滤出汁，再加清水煮沸20分钟取汁，豌豆清水浸泡净皮。大枣净洗去核。将两次玉竹汁与豌豆、粳米、大枣共置饭锅内同煮至香熟为度。

特点：味甘香甜，和中生津，具促进体内糖和脂肪代谢，维持胰岛素正常水平的功能。

营养含量：豌豆中含有铬，锌等微量量元素较为丰富，铬可以延缓动脉硬化，锌可以提高体内锌／镉比值，减少镉的积累。

注意事项：该饭特具止渴下气，利尿除烦功效，肾阳虚的老年人夜尿频多者不宜多服。

（16）芹菜粥

处方来源：《本草纲目》

配方：粳米50克，芹菜50克

制作方法：将粳米淘洗干净，加水煮成粥，米至八成烂，将洗净切成寸段芹菜放入粥中，煮至极烂即成。

应用：清热和血、降脂宽肠为本膳功用。凡因风热引起头痛、身热、烦渴、二便不利以及酒后发热、小儿热病皆可作为辅助食疗。芹菜有降脂作用，对于高血压、高血脂、肥胖症及糖尿病串者均有益处。晨起作为早餐较为适宜。

（17）山楂荷叶茶

处方来源：《中国药茶》。

配方：山楂15克，荷叶20克

制作方法：将上药两味共制成粗末，煎水代茶。

应用：本方有较明显的降压、降血脂、消肿作用。对伴糖尿病合并有高血压、高血脂的患者有一定疗效，可以经常饮用。并有消暑止渴作用。

3.14// 高血压控制不理想的原因有哪些？

高血压患者经饮食治疗、药物治疗，其中在药物治疗时，使用了包括利尿剂在内的多种恰当降压药，并且药物达到了最大用量；但血压仍然不能降到正常水平，我们称之为"抵抗性高血压"。其实没有降不下来的血压，从许多研究和调查中发现，控制血压失败的原因主要有以下几种：

①降压药物服用不规范，不按医生指导用药，服药时间随意，降压药物剂量不够，随意停药。

②不恰当地联合用药，调查发现部分患者以同一类降压药物作为联合用药，不仅血压未控制，还加重了副作用。

③由于合并有肾病，产生尿夜过少，造成血容量过多，血压持续升高，而未重视利尿剂的使用。

④盐摄入过量，每日盐摄入应少于6克，当大量摄入食盐后，造成血管内血量过多，使血压不易控制。

④当口服糖皮质激素避孕药，过量服用减肥药，使用促红细胞生成素等药品时，血压不易控制。这主要是这些药物可增加血容量，血液等，造成血压控制困难。

⑤血压测量不准确，由于血压计长期不调校，测量方法不规范，是血压测量不准确，造成服用药物的依据失真，服药不能规范，血压出现波动。

⑥过量饮酒、肥胖、失眠，服用毒品等，也是造成血压不能理想控制的原因。

应该说没有降不下来的血压，只要注意以上六大原因，再咨询专业医师，将血压控制到理想水平是完全可以实现的。

第四节 糖尿病

4.1// 糖尿病是怎样一种疾病？

糖尿病是一种古老的疾病，在人类认识糖尿病的过程中，我国医学家对疾病的性质、现象和治疗都进行了深入的研究，积累了大量的珍贵的资料。在祖国档案中称糖尿病为消渴病，公元前 14 年在《黄帝内经》就有关于消渴病的记载，《内经》称消渴为"消瘅"，对糖尿病的病因、病理、征象、治疗都有论述，提出了"情态失调，过食肥甘"是糖尿病的诱发因素。

糖尿病其本质就是以高血糖、高尿糖为特征，是由于不同原因引起的人体胰岛素缺乏或人体对胰岛素不敏感，诱发的糖代谢紊乱为主一组代谢性疾病的总称。它是一种慢性疾病，其危害在于体内高血糖诱发的血管、神经病变，造成重要器官的损害。目前该病在世界各地流行最多，发病率迅猛增加。近日，国际糖尿病联盟公布了第八版的全球糖尿病地图。结果显示，全球糖尿病成人患者（20 岁 ~79 岁）从 2000 年的 1.51 亿，到 2017 年已达到 4.25 亿，增加 2 倍多。预计到 2045 年，糖尿病患者可能达到 6.29 亿。中国是全球糖尿病患者第一大国，2015 年病患人数高达 1 亿，130 万人死于糖尿病及其并发症。

糖尿病对人类健康的影响越来越大，其病死率仅次于心脑血管病。因此糖尿病的防治工作也引起了专家们的高度关注。早在 1991 年在美国召开的第十四届国际糖尿病会议上就确定了做好糖尿病的三级预防工作。初级是使每个人处于健康的生活方式中；二级是早发现、早期有效治疗；三级是尽量减少糖尿病的病发症。同时还确定了每年 6 月 27 日为"世界糖尿病日"。

4.2// 糖尿病尿病有哪些危害?

由于糖尿病的发病率逐年提高，其对人类健康的影响越来越大，严重威胁着人的生命。糖尿病的病死率仅次于心脑血管病、癌症居第四位，它的危害有以下几个方面。

①糖尿病与高血压。在糖尿病病人中高血压的患病率的是高于一般人群。且糖尿病合并高血压病人的年龄较轻。由于糖尿病诱发高血压的原因是多方面的，其中之一可能是糖尿病引发肾脏病而导致病人出现高血压。病人的高血压主要是有效循环血液量增多，使血压升高。

②糖尿病与冠心病。糖尿病病人晚期的主要并发症是心血管病变：其中最主要的是冠心病。近年来研究表明由糖尿病性心脏病引起的死亡，约占糖尿病病死率的 70%~80%，其中 53% 是因合并冠心病而死亡。糖尿病病人死于慢性心血管性并发症者比非糖尿病者高出 2~5 倍，且发现糖尿病合并冠心病的特点是，起病早、进展快，女性多于男性。糖尿病诱发心肌梗死的发生率也较高，当糖尿病合并心肌梗死时，可以不出现心前区痛，所以医院容易误诊糖尿病合并心肌梗死，当病人患糖尿病的时间越长，其合并心绞痛的症状越不典型，且糖尿病合并的冠心病也较容易发生心肌梗死。

③糖尿病性心肌病。长期患糖尿病可诱发心脏心肌病变，可出现心脏扩大，心功能不全，主要原因是糖尿病引发的心肌微血管病变，造成心肌营养不良，功能下降所致。这种病变容易诱发病人的猝死。

④糖尿病与脑中风。糖尿病是脑血管病的主要危险因素之一，糖尿病合并脑血管病的发病率约为 16.4%~18.6%，其中以脑梗塞最常见。糖尿病可以加快或加重大脑中动脉的粥样硬化斑块形成，促使脑动脉的狭窄，梗塞。在糖尿病病人中要注意预防脑中风的发生，其中，以脑梗塞最为常见。

⑤糖尿病的眼病。由于糖尿病的基本病变是微血管病变，因此它的病理特征是全身性的，其中包括眼部视网膜的微血管病变。美国报道在失明患者中约有 25% 由糖尿病诱发眼部疾病所致，从糖

尿病眼病的表现看，糖尿病主要引起的是眼部视网膜部分的出血，渗出，造成失明。糖尿病还可以诱发或加快青少年白内障、老年性白内障的形成，当白内障患者合并有糖尿病时，其白内障发病更早，进展更快。

⑥糖尿病与肾病。糖尿病肾病是糖尿病的严重病发症之一，它是由糖尿病直接引起肾脏的肾小球和肾血管的病变，从而造成肾脏损害。肾脏是由大量血管球所组成，所以糖尿病人微血管病变在肾脏表现的最明显，也就是说糖尿病可直接诱发肾脏病变，一般称为糖尿病肾病。糖尿病肾病是糖尿病人死亡的主要原因之一。据统计糖尿病出现并发症 10~19 年后死于糖尿病肾病者占 53%。

⑦糖尿病与神经病变。糖尿病可引起人体周围神经细胞病变，它常与糖尿病肾脏、糖尿病性眼病共存，被称为"三联症"。糖尿病神经病变发生率可达 10%~50%。其主要原因是高血糖对神经细胞的损害，主要表现为肢体的感觉障碍，多从双脚开始由脚趾向上发展，双手累及较晚，表现为足部，腿部对称的感觉减退，有时还存在痛觉和温度感觉的减退。晚期可出现支配大小便的神经受损而发生大小便失禁。

⑧糖尿病与感染、坏疽。糖尿病病人由于免疫力下降，会引发微循环障碍，很容易诱发各种感染，如引起尿路感染，包皮龟发炎，口腔溃疡，局部脓肿。由于血液循环障碍，糖尿病晚期出现双下肢的坏死、感染，一般称为糖尿病足。

⑨糖尿病与阳痿。糖尿病是诱发阳痿的原因之一，可以说糖尿病人到中晚期几乎均可发生阳痿。糖尿病诱发的阳痿，有神经和血管两方面的病变，因此阳痿的治疗很困难；只能在糖尿病还未造成阳痿时，通过良好的血糖控制来延缓阳萎的发生，糖尿病阳痿不会引起性欲的明显改变，只表现阴茎勃起的困难。

⑩糖尿病和妊娠。妊娠期胎儿的生长发育需要母亲血中的葡萄糖供给，随着妊娠月份的增长，

胎儿需要葡萄糖的量加大，母体对于胰岛素的需要量增加，在妊娠最后 3 个月尤为明显，当孕妇的胰岛素储备功能差时可出现血糖升高，出现糖尿病症状，在分娩后，这种情况又恢复正常，这称为妊娠糖尿病。高血糖对胎儿影响是产生巨大胎儿，由于血糖高，胎儿也处在高血糖的环境中，高血糖引起胎儿的胰岛分泌过多，促进胎儿糖、脂肪和蛋白质的合成引起胎儿脂肪堆积，体重增加，此时高血糖引发胎儿畸形率比正常人高 2~3 倍，分娩时新生儿死亡率也较正常为高。

4.3// 糖尿病有哪些症状？

糖尿病是一种慢性疾病，早期没有任何症状，有时感觉迟钝者直到出现糖尿病并发病时才发现。一般我们知道糖尿病的典型症状为："三多一少"即多饮、多食、多尿及体重减轻。

①多尿。正常人尿量一般为 1000~2000 毫升，24 小时排尿达 4~5 次，而糖尿病人由于血糖高，可产生高渗性的利尿，出现 24 小时排尿达到 2~3 升以上，且血糖越高排尿次数越多。

②多饮。由于病人多尿造成人体缺水，所以出现多饮，口渴。

③多食。病人体内的糖被大量排出体外，造成能量的大量丢失，再加上因血糖过高，刺激胰岛素的分泌，造成病人有饥饿感，而出现多食。

④消瘦。首先由于体内葡萄糖被大量的排出体外，造成能量的大量丢失。第二体内胰岛素分泌不足，不能有效利用和贮存葡萄糖，机体反而要动员大量的脂肪，所以出现病人消瘦，疲乏无力，精神不振。

⑤其他症状，糖尿病病人容易出现各个种部位的感染，例如容易发生牙周炎，脓肿等。上海市糖尿病研究所所长贾伟平教授发现中国人糖尿病的体形是"大肚细腿"，也就是说"大肚细腿"体形的人要警惕糖尿病的发生。这种腹部脂肪较多的体形是中国糖尿病易感人群的脂肪分布特点，贾

教授同时将代谢综合症的体重指数（体重公斤数除以身高平方）"风险线"从外国人的"25"降为了更符合中国实际的"23"，这一研究成果被我国广泛接受，并荣获"国家科技进步二等奖"。

4.4// 糖尿病的诊断标准是什么？

世界卫生组织糖尿病专家委员会制定以下标准：

①空腹情况下测血糖 ≥ 7.0mmol/L。

②具有糖尿病症状，任意时间饭后的测血糖 ≥ 11.1mmol/L。

③75 克糖 OGTT（糖耐量实验）2 小时血糖 ≥ 11.1mmol/L。

满足以上任何一条就可诊断为糖尿病。对于无糖尿病症状，而测血糖低于以上的诊断标准，但高于 5.6mmol/L 以上的此为糖耐量异常。此时应积极的进行糖尿病的饮食治疗，定期测血糖，防止发展为糖尿病。

目前市场上有多种血糖测定仪，糖尿病病人应购买一种，学会自测血糖，这对于治疗、控制糖尿病有很大的帮助，在西方发达国家血糖的自测很普及，我国也应大力提倡血糖的自我监测，定期到门诊就诊的方式来治疗和控制糖尿病。

4.5// 糖尿病有哪几种类型？

世界卫生组织根据糖尿病的病因及发病的机制，将糖尿病进行分类，目前仍普遍应用。糖尿病主要分为胰岛素依赖型糖尿病和非胰岛素依赖型糖尿病，其它还包括营养不良引起的糖尿病，遗传性糖尿病，妊娠糖尿病，但它们所占糖尿病的比例又不到5%。大多数糖尿病是非胰岛素依赖型和胰岛素依赖型，其中以非胰岛素依赖型最多见。

（1）非胰岛素依赖型糖尿病

多在中年以后发病，病程长，起病缓慢，有遗传倾向，约60%病人是超重或肥胖。非胰岛素依赖就是指病人的发病不是有明显的胰岛素缺乏，而是人体对胰岛素的反应减低，对胰岛素出现抵抗，机体利用转化葡萄糖的能力下。根据体重又将此型分为肥胖型与非肥胖型。非胰岛素依赖型糖尿病也称Ⅱ型糖尿病。Ⅱ型糖尿病中肥胖型的有较强的家族遗传倾向。

（2）胰岛素依赖型糖尿病

胰岛素依赖型糖尿病，又称为Ⅰ型糖尿病，多见于青少年，发病年龄多在30岁以下，有明显的遗传倾向，多表现为消瘦。自身体内的胰岛素分泌严重不足，需要给予胰岛素的长期治疗，若无胰岛素治疗，此型病人很容易死亡。此型病人出现肾、心血管的并发症较早应终生注射胰岛素治疗。胰岛素依赖性糖尿病较非胰岛素依赖性发病率低。

4.6// 糖尿病血糖控制目标是什么？

对于已经患有糖尿病的人，应及时控制血糖，首先要进行饮食治疗，然后进行药物治疗，应努力将血糖控制到以下水平。

血糖（mmol/L）	良好	中等	差
空腹	<6.0	6.0-7.0	>7.0
餐后2小时	<8.0	8-10.0	>10.0

对于年龄不大，无严重并发症者应将血糖控制到良好，对于年龄比较大，有严重慢性并发症的，

达到中等控制即可。其中老年糖尿病人应：控制血糖空腹〈7.0mmL/L，餐后 2 小时血糖〈11.1mmL/L。

4.7// 如何预防和治疗糖尿病？

糖尿病是目前危害人类健康的四大疾病之一，美国、加拿大、中国和一些欧洲国家的最新研究表明，对高危人群进行适宜的生活干预能预防糖尿病的发生。

糖尿病预防的第一步是高危人群要养成健康的饮食习惯和进行规律的体育锻炼，高危人群即所谓：肥胖、高血压、高血脂、工作压力很大的人群，这一步对预防减轻糖尿病发病率有很大的效果，可以说做好了这一步，糖尿病的发病率肯定会有一个明显下降。

4.7.1 什么是健康的饮食呢？

那就是适当节制饮食，限制总能量的摄入，以达到和维持理想体重。其中，膳食中的碳水化合物、蛋白质和脂肪比例适当，要注意补充足够的维生素和微量元素，避免高糖食物，如糖果，甜食等，要摄入含纤维素高的蔬菜，限酒，戒烟。

4.7.2 如何进行规律的体育锻炼？体育锻炼有可益处？

由于社会的现代化，人们日常的活动普遍较以前明显减少，不仅仅糖尿病人需要规律的体育锻炼，对于社会中只要身体能适应体育锻炼都需要锻炼，体育锻炼的益处：①降低甘油三脂及低密度脂蛋白、胆固醇，增加高密度脂蛋白。②提高基础代谢率，增加能量消耗，减轻体重。③降低血压，血糖，增加心、肺适应能力，预防代谢综合症的发生，尤其是糖尿病。规律的体育锻炼应以散步，快走与慢跑，上下楼梯或爬坡，骑自行车，游泳等形式为好，运动形式可以根据自己的身体、年龄情况选择。运动强度以中小强度为宜，运动时的心率为本人最大心率的 60%~80% 为好。

40 岁以下人群，心率控制在 140 次 / 分，50 岁左右控制在 130 次 / 分，60 岁以上控制在 120 次

/ 分以内。运动的频率应每周 3~4 次，年轻人也可适当增加频率。运动前可进行适当的准备活动。高强度短时间的运动不利于脂肪的消耗，反而增加了心肺的负担。运动应选择在饭后 1~2 小时最好，要放弃饭后立即运动，及凌晨和深夜进行运动的习惯。

体育锻炼不论形式如何，贵在坚持，只有长期坚持才能受益非浅，在中国，加拿大，美国和一些欧洲国家研究建议，适度的减轻体重和每天半小时的步行可以明显减少糖尿病的发病率，坚持锻炼且保持理想体重者发生糖尿病机率比有中度糖耐量异常的肥胖者要降低一半。

4.7.3 糖尿病如何进行饮食控制？

（1）估计糖尿病人的能量及营养供给量

能量：糖尿病患者的能量供给量，应以能维持或略低于理想体重为宜。其标准大概如下：

能量供给量（kj）= 理想体重（kg）× 能量供给标准

理想体重（kg）= 身高（cm）−105

根据计算糖尿病人能量供给应是

休息状态：每人每天需要能量为 20~30 千卡 / 理想体重（公斤），比如一个 60 公斤重的糖尿病人在休息状态时每日需要能量约为 1200 千卡到 1800 千卡。

轻体力劳动为 30 到 35 千卡 / 理想体重

中体力劳动为 35 到 40 千卡 / 理想体重

重体力劳动为 40 到 45 千卡 / 理想体重。

（2）碳水化合物

碳水化合物是淀粉、米、面等食物的主要成份，它的分子构成主要是碳元素和氢元素，在人体碳水化合物能转化为葡萄糖，也是给人体提供能量的主要物质，在胰岛素问世以前，为了控制糖尿病病人的血糖，曾一度严格限制碳水化合物的摄入，以后随着研究的深入，发现血糖的增高主要取决于总能量的摄入，在合理控制人体总能量摄入的前提下，增加米、面等碳水化合物的摄入，并不影响血糖的控制。目前主张碳水化合物的供量应占能量的 50%–60% 为宜。

碳水化合物（g）= 总能量（kal）× 50% 到 65% ÷ 4（kal）

碳水化合物的补充应以米、面为主，尽量避免食用蜂蜜、糖浆、麦芽糖等纯糖制品。为指导糖尿病病人碳水化合物的选择，有人提供了血糖指数，血糖指数越高的碳水化合物，对血糖的影响越大，在食用主食时尽量选择血脂指数较低的品种，（见下表）如莜麦面，荞麦面，玉米面等血脂指数较低，应选择食用。

表某些食物的血糖指数

血糖指数	食品名称
100	葡萄糖
95 ～ 100	梗米、梗米加鸡、糯米、土豆、山药、高粱米、富强粉
90 ～ 94	富强粉面片、小米、标准粉馒头、籼米、绿豆籼米
85 ～ 90	绿豆、玉米面、绿豆梗米加海带
80 ～ 84	玉米渣加白芸豆、燕麦片、荞麦面
75 ～ 79	莜麦面

（3）脂肪

糖尿病病人提倡低糖，低脂肪的饮食，一般说脂肪摄入应占总能量摄入的 20% 到 35%，如还合并有高血压，冠心病，肥胖，那么脂肪的摄入能应控制在 30% 以下。脂肪的选择应以含不饱和脂肪酸较高的食物为主，而要严格控制动物脂肪的摄入。

（4）蛋白质

由于糖尿病引起糖的代谢异常，蛋白质分解增加，蛋白质摄入不足容易发现负氮平衡，蛋白质提供能量应占总能量的15%到20%或者成人按每公斤体重1g蛋白计算应摄入蛋白质的量。蛋白质食物应选择吃鸡蛋，虾，鱼等优质蛋白，同时也可食用一些胆固醇含量低的植物蛋白，如豆类制品。

（5）注意增加维生素和微量元素的摄入

维生素是维持糖代谢的重要辅酶，缺乏会加重糖代谢紊乱。注意铬、锌、钙、镁、钠等微量元素的补充。铬有助于预防和延缓糖尿病的发生，可降低血脂和血糖。锌是人体许多酶的活性中心，机体锌不足，常伴有胰岛素分泌减少。镁低可降低人体组织对胰岛素的敏感性，造成血糖不易控制。总之，在日常生活中要补充水果、蔬菜等富含维生素和微量元素的食品，既要作到维生素和微量元素的不缺乏，又要注意避免过多食用一些含糖过多的水果。

（6）制定食谱

糖尿病病人可在营养师的指导下指定出食谱，食谱是饮食治疗最具体的措施，其制定的好坏，是否坚持执行是直接关系到饮食治疗的效果。一般一日按三次固定进餐，其比例为1/5，2/5，2/5。

4.7.4 糖尿病病人的运动疗法

生命在于运动，可以说运动是人体保持健康、长寿必不可少项目，在高节奏、高压力的现代社会生活中，有时我们自己可能由于工作的繁忙而疏忽了运动，其实我们最应该将运动纳入我们生活中不可缺少的组织部分。运动对于糖尿病病人更显得重要，首先运动能减轻体重，减少脂肪，能增加肌肉等组织对外来胰岛素的敏感性，从而减低血糖。第二，运动能够增强心、肺、肝等的贮备功能，能提高免疫力，增强人体的应激能力，增加机体对糖的利用，降低血糖。第三，体育运动能提高人体的情绪，解除压力，缓解大脑的疲劳，从而消除抑郁等精神因素对糖尿病病人胰岛素分泌的影响。第四，运动增加体内热量的消耗，减少低密度脂蛋白，改善脂肪代谢，防止动脉硬化发展，减少心脏血管并发症。

早在公元 610 年隋代医学家巢元方在《诸病源侯论》一书中就提出糖尿病病人应进行散步疗法。体育疗法适用于血糖低于 16.8mma/L 的糖尿病病人，只要病人无明显骨关节疾病，无严重的糖尿病病发症，均应进行适合自己的体育锻炼。散步对糖尿病、高血压等慢性疾病患者是最有效，最适合的运动方式。病人可以结合自己的身体条件，来选择采用普通散步法和定量散步法两种。普通散步就是以适合自己的速度、适合自己的路线、随意进行，但每次应进行 30~60 分钟，这比较适合体质较弱，年龄教大者。另外一种定量散步是指以每小时 5 公里的速度在斜坡地或平地上散步。每次进行 30 分钟或 2 公里路，适合于体质较好，年龄较轻者。

4.8// 如何控制血糖？

①病人一旦确诊为糖尿病，在进行饮食治疗后，血糖仍然不能控制到以下水平：A：老年糖尿病人：空服血糖 <7.0mma/L，餐后 2 小时血糖 <11.1mma/L。B：对中青年糖尿病：空腹血糖应控制到 <6.5mma/L，早餐后 2 小时应 <8.5mma/L，就应该使用口服降糖药物进行血糖控制，在血糖控制的过程中必须提醒的是：首先糖尿病的治疗不只是血糖的控制。糖尿病病人在早期可能仅表现为血糖的升高，但就其整体来看，病人除有糖代谢的紊乱外，可能或已经出现脂肪代谢的紊乱。糖尿病病人并发高血压和高血脂，动脉硬化者比正常人高出 4~5 倍，而且动脉硬化的发展很快，很多糖尿病病人最终不是死于高血糖而是高血压引发的心脏梗死、脑中风等心脑血管疾病，所以糖尿病人在重视控制血糖的同时，一定不能忘记，预防高血脂、高血压、动脉硬化等等。对于已出现高血压者，

必须控制血压到 130/80mmHg 以下，这样才能有效降低脑中风，心肌梗死等严重并发疾病的发生，当糖尿病伴有高血压时，控制血压比控制血糖更重要。

②血糖恢复正常不是糖尿病痊愈，而是说明目前的治疗方案有效且理想。糖尿病病人在早期可能很容易将血糖控制到理想水平，甚至正常水平，特别是许多早期糖尿病病人经过饮食的控制，体育锻炼后，血糖可能很快达到正常水平，这不是说明糖尿病治愈了，而是说明目前的治疗很有效，糖尿病是一种慢性代谢性疾病，就目前的科学水平，还没有有效的方法彻底治愈它。我们目前所做的努力只能是控制血糖延缓糖尿病的快速发展，警惕糖尿病引起的心脏、肾、神经等器官组织的并发症。糖尿病的血糖控制和高血压一样是需要终生进行的，不能因为一时的血糖正常而放弃治疗。

③糖尿病是一个代谢性疾病，一旦患病将无法根本治愈，且该疾病程将是缓慢发展的，我们只能通过控制血糖，以及避免风险的因素来减慢糖尿病的进程，来达到延年益寿的目的。从我们心理上应将糖尿病视为一个慢性的伴随终生的可以控制的疾病。从目前的医疗条件、水平看，我们完全有信心战胜该病，对糖尿病也不要因为不能彻底治愈而产生恐惧、悲观心理。

④对于血糖的控制应该循序渐进，不是将血糖降的越快越好，也不是将血糖一定要降到正常，应该说控制血糖，应从饮食开始，大多数的情况下严格的饮食治疗对于轻度 II 型糖尿病可以达到治疗目的。对于饮食治疗血糖仍然不能控制理想的，考虑应用药物控制。用药物控制血糖应该到医院内分泌科进行，要在医生的帮助下进行，将血糖控制理想后，可以在家中自己服药，同时应该购买血糖监测仪在家中监测血糖，随着自己对糖尿病的认识增加，可以通过血糖的检测来调整药物。

对于 I 型糖尿病、中重度糖尿病、糖尿病合并有心脏血管并发症、糖尿病合并感染、糖尿病需要手术的、应该到正规医院接受治疗，防止在家中自行服药物引起低血糖、低血糖昏迷、高血糖、高渗性昏迷等糖尿病的急症。

4.9// 如何正确应用胰岛素？

关于胰岛素的应用问题，应该说Ⅰ型糖尿病，Ⅱ型糖尿病处于较重度感染中，有较重的外伤，手术治疗后等机体处于应激状态时都需要胰岛素的治疗。

对糖尿病晚期产生肾、心、脑的急性或慢性并发症者，均适合用胰岛素治疗。首先应用胰岛素应该到医院，在医生的建议和监视下进行，当胰岛素的用量稳定后，血糖控制理想后，可以在家中自己进行自我注射治疗。胰岛素的自我注射应在严格消毒后，选择腹部皮下注射，一般没有高难度的技术要求，腹部皮下注射很安全，最主要的是要在医师的帮助下摸索好胰岛素的用量，定期监测血糖。

在使用胰岛素时要避免以下误区：①许多人认为胰岛素只有在病情十分严重时才用，因而拒绝使用，其实胰岛素不仅应用以上所说的情况，在西方发达国家已有超过 50% 的Ⅱ型糖尿病也接受胰岛素的治疗。②用胰岛素会成瘾：不少患者认为，一旦用上胰岛素就会成瘾产生依赖，想戒就很困难。应该说胰岛素既没有成瘾性也没有依赖性，胰岛素本身就是人体内的一种正常激素，糖尿病病人体内的胰岛素缺乏，用胰岛素是一种替代治疗。目前市场已广泛出售人胰岛素，短效人胰岛素与人体内分泌的胰岛素几乎完全一样，没有抗原性，不会引起胰岛素抵抗，更不会成瘾。③注射胰岛素不方便，有可能引起感染。胰岛素的注射技术很简单，每次注射时注意消毒，一般不会引起感染，相反许多糖尿病病人由于拒绝使用胰岛素，血糖很难控制，反而容易引起感染。④注射胰岛素会增加体重或引起水肿。胰岛素主要作用是促进糖元的合成，降低血糖，是将葡萄糖暂时以糖原形式储存。Ⅱ型糖尿病病人的肥胖主要是要通过控制饮食来防止，只要饮食控制良好，注射胰岛素一般不会导致肥胖。少数病人使用胰岛素出现双足浮肿是与胰岛素的水钠潴留有关，一般为一过性，大多可自行消退。⑤容易发生低血糖。胰岛素使用一般要在医生的指导进行，当医生给出合适剂量时，要按时按剂量坚持使用，定时测血糖，不要随意增加剂量，饮食也要定时定量，有病情变化及时到医院，一般可以避免低血糖的发生。⑥胰岛素增加心血管事件的危险性。高血糖是心血管事件的危险性因素之一，而胰岛素治疗是控制血糖最有效方式，目前的许多研究也不完全支持胰岛素能增加心血管事件危险性的结论。

4.10// 低血糖发作如何辨认和处理？

低血糖容易出现在哪些人群呢？首先是在饥饿、疲乏的情况下，从事强体力劳动很容易发生低血糖。第二糖尿病病人在进行口服降糖药物或胰岛素注射治疗时，由于药物过量或病人注射或口服药物后未能及时进餐造成，所以糖尿病病人在注射胰岛素30分钟后必须进食，以免发生低血糖。

低血糖发作的症状一般出现的非常快，主要表现为以下症状，一般可能只会出现下列的一个或两个症状。心慌、手抖；视物模糊、全身乏力、过度饥饿感；出冷汗，面色苍白、打冷战；头晕、头痛、烦躁、口唇麻木、针刺感；严重者可能出现神志不清，嗜睡甚至昏迷，全身抽搐危及生命。这些症状均表明血糖水平可能过低。虽然有些人即使血糖值降得很低，但不会出现任何症状，或者有些人血糖水平没有有低于 50mg/dl（2.8mmol/L）却已发生低血糖反应，这是个体差异造成，所以低血糖的诊断不能完全依赖血糖的测定。由于低血糖发生迅速、无预兆性和对大脑的损害极大，必须及时发现及时进行治疗。

低血糖发作时的应急处理：一旦低血糖反应发作，患者应立即放下手中工作，尤其是糖尿病患者，应尽快进食糖类食品或饮料。治疗一般低血糖反应的应急措施是食用含有葡萄糖的食物或饮料，一般进食相当于含有 15 ～ 20g 葡萄糖的食物即可。例如 10% 蔗糖水 150ml，可乐 280 ～ 380mL，橙汁 250 ～ 340m L，30 克面包，3 ～ 4 片葡萄糖片等可任选一种，进食后宜休息 10 ～ 15 分钟，如

15分钟后仍感身体不适，可吃些水果、饼干、面包等含糖食物。若低血糖反应持续发作，应将患者送医院进行抢救。排除伴随其它疾病的可能性。

4.11// 常用的糖尿病药膳有哪些？

药膳是将经过特殊炮制的某些药物与特定的食品原料想配伍，再以合理的烹调方法制成的色香味形俱佳的膳肴，即是美味食品，又是具有一定治疗作用的中药，兼营养和治疗于一身。糖尿病药膳则具有清热滋阴、润燥生津的作用，适宜病人长期食用。常用的药膳有：

（1）姜汁牛肉饭

处方来源：《家庭食疗手册》

配方：牛肉500克，姜5克，酱油5克，花生油克，大米100克，清水适当。

制作方法：先将牛肉洗净，剁成肉糜，放入碗中，拌入花生油和酱油。鲜姜压汁，调入牛肉糜中。大米洗净上屉蒸，蒸至水分将干时，把姜汁牛肉糜倒在米饭表面，继续蒸15分钟，即可食用。

应用：本品具有补中益气、祛寒健胃、强筋壮骨之功效，对于脾虚胃弱、素体阳虚、畏寒泄泻者较为适宜。糖尿病下元虚损者可选用。

（2）姜汁黄鳝饭

处方来源：《家庭食疗手册》

配方：黄鳝肉100克，姜汁10毫升，花生油5克，食盐5克，粳米100克。

制作方法：黄鳝杀好洗净切成段，放入碗中，调入花生油，姜汁、食盐，粳米洗净上屉蒸至水分将干，将黄鳝放于饭面，小火蒸20分钟即成。

应用：本品补阴血、健脾胃，可治病后虚损、贫血、消瘦、疲倦、乏力等，并有降低血糖的作用。

（3）春盘面

处方来源：《饮膳正要》。

配方：切面 100 克，羊肉、羊肚、羊肺各 15 克，鸡蛋 1 个，生姜 3 克，韭黄 50 克，蘑菇 50 克，食盐、醋各 5 克，胡椒面少许。

制作方法：将羊肉、羊肚、羊肺洗净，切丝煮熟。鸡蛋打匀在不粘锅上摊成蛋饼，切细丝备用。鲜蘑切丝，韭黄洗净切段。水烧开后下切面，放入蘑菇、生姜同煮，将熟时放入韭黄，稍煮即可。食用时放入煮好的肉丝和鸡蛋丝，调入食盐、醋及胡椒面，拌匀食用。

应用：本膳补益作用较强，益气补中，尤其适于大病初愈、术后恢复等元气受损、病及内脏的虚损症。糖尿病多尿、消瘦、乏力者可先作食疗正餐，但阴虚阳亢不宜多食。

（4）南瓜饼

处方来源：《民间验方》。

配方：南瓜 50 克，米粉或面粉 100 克。

制作方法：南瓜煮熟后，剥去皮，捣烂与米粉混匀，揉成面饼，上屉蒸熟后即可食用。

应用：南瓜有降血糖作用，糖尿病病人服之可做为辅助食疗，经常食用，疗效明显。

（5）麻仁粟子糕

处方来源：《实用中医营养学》

配方：芝麻仁 10 克，火麻仁 10 克，粟子粉 50 克，玉米粉 50 克，红糖 3 克，鲜酵母 2 克。

制作方法：将二仁放入玉米面中混匀，再放入粟子粉、红糖，以水合面，加入鲜酵母，揉成面团，待放置约 20 分钟，上屉蒸约 30 分钟，即成。

应用：本膳有补肾、润燥、宽肠之功效。凡因肾气不足、下元虚损而致大肠功能减弱，秘结失畅以及年老体弱、津亏肠燥者均适宜。二仁甘平而润养五脏，玉米调中开胃，粟子粉专补肾气，故老年人食之可以润燥补贤。糖尿病人食之还有耐饥补益之效，适用于肾阴亏损的下消症。

（6）莲子茯苓糕

处方来源：《实用中医营养学》。

配方（10份量）莲子肉、茯苓、麦冬各300克，白糖30克，桂花15克。

制作方法：将莲子、茯苓、麦冬共研成细面，加入白糖、桂花拌匀，用水合面，做成糕，上屉蒸熟。食用时可切成块分顿选用。

应用：本膳有补心益脾、固摄精气、滋阴益津之攻用，对心脾不足、气阴双亏之症有辅助治疗作用。适用于肺胃热型的糖尿病病人。

（7）玉露糕

处方来源：《养心录》

配方（5份量）：天花粉10克，葛根10克，桔梗10克，绿豆粉500克，植物油5克。

制作方法：将3味药烘干，打成细末，与绿豆粉、白糖混匀，加水调湿，然后拌散，放在涂了油的方饭盒里，上屉蒸30分钟即熟。

应用：本膳能清热生津，益胃祛痰。对肺燥干咳少痰、胃热口渴善饮的上消症均有一定疗效。

（8）茯苓糕

处方来源：《醒园录》

配方：粳米70克，糯米30克，莲子肉（去心）10克，茯苓10克，山药10克，芡实50克，清水适量。

制作方法：先将莲子肉、芡肉分别以温水泡发，山药、茯苓研成末拌匀，再将各种原料混匀，加水上屉蒸熟即成。

应用：本膳有健脾益胃，补肾滋阴之功效。经常食用，正常人可补中气，健脾胃，久病体弱、消渴、二便不利、脾虚便溏、浮肿病人，食之有配合治疗之作用，可作为正餐主食。

（9）肉麸汤圆

处方来源：《本草纲目》

配方（2份量）：小麦麸100克，瘦猪肉250克，糯米水磨粉250克，葱5克，食盐5克。

制作方法：1、小麦麸炒黄，与猪肉混匀，加入葱末、食盐，拌匀做成肉馅；2、糯米粉调入，拌成软面，分成20份，与肉馅包成汤圆。食前煮熟即可。

应用：小麦麸中含较多的维生素B1，对患有周围神经炎及糖尿病的患者较为适宜。本膳还有止汗之功、自汗、盗汗也有辅助治疗作用。

（10）南瓜粉

处方来源：《糖尿病在中国》

配方：南瓜粉30克。

制作方法：南瓜去皮，用刀切成小块，用磨压成浆，用清水浸过，沉淀物，撇去清水，晾干，打散即成。

应用：本品治疗糖尿病有降血糖、尿糖作用。可以每天服用，1～3个月为1疗程。食用时间愈长疗效愈好，可以作为小吃或加餐。

（11）竹笋米粥

处方来源：《宫廷颐养与食疗粥谱》

配方：鲜竹笋1个，粳米100克。

制作方法：鲜竹笋去皮，洗净、切成薄片。粳米淘净与笋片一同加水煮成粥。

应用：本膳有清肺祛热、利湿止渴之功。可用于消渴及久泻、久痢、脱肛等。可做为配餐，每餐各1次，数量随人而异。

（12）陈谷子粥

处方来源：《宫廷颐养与食疗粥谱》

配方：陈小为 100 克

制作方法：将陈小米淘洗干净，加水适量上火煮成稀粥。

应用：本膳有清心止渴的功效。用于消渴上消症之口渴喜饮者。可任意食用。

（13）萝卜粥

处方来源：《饮膳正要》

配方：大萝卜 5 个，粳米 50 克。

制作方法：将萝卜洗净、煮熟，绞汁备用。将粳米淘净，加入萝卜汁，若汁少可适当加水，煮成粥。

应用：本膳有清热下气止渴的作用。可用于消渴症，舌焦口燥、口渴引饮、小便频数及腹胀痞满者。可任意食用，肥胖人尤宜常食，有消脂减肥的作用。

（14）胡萝卜粥

处方来源：《本草纲目》。

配方：胡萝卜 2 ~ 3 根，粳米 50 克。

制作方法：将胡萝卜洗净，切成薄片，与粳米同以水煮作粥。

应用：胡萝卜有宽中气、利膈和胃之功，适用于胃肠消化功能较弱、食欲不佳的患者。胡萝卜中可提取一种物质，具有明显的降血糖作用。常吃此粥可以预防和治疗糖尿病，早餐和晚餐作为辅食较为适宜。

（15）粱米粥

处方来源：《圣济总录》

配方：青粱米 100 克

制作方法：将米淘净，加水适量煮成粥。

应用：本膳有补气中益气、健脾和胃、除烦止渴的作用。治疗消渴病之全身无力、多饮、多食者，并可兼止泄痢。可任意食用，做为辅助治疗。

（16）猪肚粥

处方来源：《食医心镜》

配方：雄猪肚 1 具，粳米 100 克，豆豉 5 克，葱、姜各 5 克，胡椒粉少许。

制作方法：先将猪肚洗净，切成块，加水煮汤，煮至肚熟，捞去猪肚，取浓汤下入洗净的米煮粥。煮沸后加 100 克猪肚及葱、姜、豆豉、胡椒粉等，煮至烂熟即可。

应用：本膳能补中益气、健脾养胃。可治疗消渴病口渴多饮、消谷善饥、消瘦疲倦、小便频数等。

（17）黄雌鸡粥

处方来源：《普济方》

配方：黄雌鸡 1 只，淡豆豉 5 克，粳米 100 克。

制作方法：将鸡杀死，退毛、净膛、洗净，加水清煮至熟。以鸡汤下入米、豆豉，同煮作粥。

应用：本膳能滋阴生津、清热止渴。治疗消渴口干、饮水无度、小便频数量多症。鸡肉可做为佐餐副食，粥可做早餐食用。

（18）西瓜嫩皮煎

处方来源：《实用中医营养学》

配方：西瓜翠衣 200 克。

制作方法：将西瓜老皮削去，瓢子去掉，西瓜翠皮切片，入锅中煎水约 30 分钟即成。

应用：本品清热生津，适用于热症伤津、夏季伤暑、口渴多饮、脉洪数者。糖尿病口渴多饮、多尿者可以选为辅助食疗，随时饮用。

（19）地骨皮粥

处方来源：《食医心镜》

配方：地骨皮 30 克，桑白皮 15 克，麦冬 15 克，面粉 100 克。

制作方法：先将 3 味药以水煎 30 分钟，取汁，去药渣。将药汤和面粉共煮稀粥。

应用：本膳可清肺、生津、止渴。治疗消渴多饮、身体消瘦。可做为加餐，渴即食之。

（20）天花粉粥

处方来源：《千金月令》

配方：天花粉 30 克，粳米 100 克

制作方法：先以水煎天花粉，约 30 分钟，煎好去渣，取汁，将淘净的米下入天花粉汤中煮粥。

应用：本膳可清肺胃、生津止渴。用于消渴及肺热咳嗽。

（21）葛粉粥

处方来源：《圣济总录》

配方：葛粉 15 克，粟米 50 克。

制作方法：先将粟米用水浸泡一宿，次日捞出，与葛粉拌匀，加水煮粥。

应用：本品能清心、除烦、止渴。治疗消渴、胸中烦热。可经常食用。

（22）地黄花粥

处方来源：《圣济总录》

配方：粟米100克，地黄花20克。

制作方法：1、先将地黄花阴干，捣碎为末，每用干品约3克。2、将粟米以水浸泡一宿，次日捞出，加水煮粥，将熟时将花末加入，搅匀，再煮令沸即成。

应用：本品有滋肾、清热、除烦、止渴的作用。可治疗消渴及肾虚腰痛，做为早餐较为适宜。

（23）天门冬粥

处方来源：《饮食辨录》

配方：天门冬30克，粳米50克

制作方法：先将天门冬捣烂，加水煎煮取浓汁，去药渣，下入洗净的粳米煮粥。

应用：本品能益肾润燥。适用于老年或少年阴阳不足、相火上炎而引起的口干多汗、虚热咳嗽以及消渴胃肺燥热、消谷善饥等。最起做早餐食之。

（24）枸杞粥

处方来源：《实用中医营养学》

配方：枸杞子30克，白米50克。

制作方法：将米洗净，以水煎煮，沸后，加入枸杞子，煮至烂熟而成。

应用：本品可补虚益精、滋阴养血、补脾、肾、肝三脏。凡属虚劳偏于阴血不足、消渴多饮、尿频等，均可食此粥。

（25）生地黄粥

处方来源：《食医心鉴》

配方：陈仓米 50 克，生地黄汁 150 克。

制作方法：陈仓米洗净，以水煎煮成粥。鲜生地黄约 500 克，捣烂绞汁约 150 克，将药汁加入陈仓米粥中，搅拌均匀即成。

应用：本品能补肾益阴。凡肾阴不足而见口渴多饮、消渴尿频、腰酸膝软、烦热、乏力等，皆可为辅食。

（26）生芦根粥

处方来源：《食医心鉴》

配方：生芦根 30 克，粳米 50 克。

制作方法：生芦根洗净，以水煎煮约 30 分钟，去药渣，留汁，以药汁煮米为粥。

应用：本品有清热、除烦、止呕吐、口渴多饮、消谷善饥、消渴、心烦燥热，均可选用，晨起空腹食之为宜。

（27）猪胰片

处方来源：《士材三书》

配方：猪胰 1 具，薏苡仁 15 克。

制作方法：将猪胰切片，洗净，用清水煮熟。薏仁苡炒熟研末，以猪胰片蘸薏苡仁末食用。

应用：本品有滋阴润燥、治疗糖尿病肺胃燥热的作用，并可清肺止咳、祛痰排脓。糖尿病、肺患者皆可选用为辅助食疗之品，每日 2 次作为食用。

（28）枸杞肉丝

处方来源：《中国药膳学》

配方：枸杞子 20 克，瘦猪肉 100 克，熟青笋 20 克，食盐 3 克，味精少许，绍酒 3 克，麻油 15 克，淀粉 2 克，酱油 2 克。

制作方法：猪肉洗净切丝，青笋切成细丝，枸杞洗净备用。炒勺烧热后，倒入油，将肉丝、笋丝同时下锅炒，烹入绍酒，加入调料和枸杞，翻炒均匀即可起锅。

应用：本品有滋阴补血、益肝补肾之功效。可以做为虚弱、贫血、糖尿病、神经衰弱等患者的膳食。

（29）山药炖羊肚

处方来源：《家庭食疗手册》

配方：羊肚1具，山药50克，食盐3克。

制作方法：将羊肚洗净，用清水煮熟，再加入山药同炖至烂熟，稍加盐即成。

应用：本品补肺滋肾、益胃，主治消渴多尿。糖尿病患者宜空腹食之。

（30）芡实煮老鸭

处方来源：《家庭食疗手册》

配方：芡实200克，鸭子1只（约1000克），食盐5克，黄酒5克。

制作方法：将鸭杀死，去毛，去内脏洗净。将芡实填于鸭腹中，放砂锅中加清水煮，煮沸后加入黄酒，改文火熟2小时，至肉烂，加盐即可食用。

应用：本品有滋阴养胃、固肾涩精之功效，主治糖尿病、肾虚遗精等。可分顿服食。

（31）芝麻兔

处方来源：《中国药膳学》

配方：黑芝麻30克，兔子1只，生姜3克，葱20克，花椒3克，芝麻油3克，味精1克，卤汁适量。

制作方法：1、黑芝麻在炒锅内炒熟待用。兔子宰杀去皮，斩去爪，去内脏，洗净下入沸水锅，焯去血水，姜、葱切段待用。2、用清水煮兔肉，并加入姜、葱、花椒、食，兔肉煮至六成熟捞出，弃去汤汁，锅内倒入卤汁，煮沸，放入兔肉，卤至熟透，捞出兔肉晾凉，斩成2寸方块，放入盘中，撒入芝麻油和味精、黑芝麻，拌匀即可。

应用：本品有益气补虚、养阴润燥的作用。治疗阴虚口渴、消瘦乏力以及病后体弱、糖尿病等有较好疗效。

（32）玉米须龟

处方来源：《家庭食疗手册》

配方：乌龟1只，玉米须100克，盐5克。

制作方法：将乌龟宰杀，斩去头、爪，去内脏，与玉米须同放入砂锅中加水煎煮，煮沸后改文火煮至熟。除去玉米须、龟甲，食龟肉饮汤。

应用：本品补虚滋阴，大补元气。主治糖尿病口渴、多尿、神疲乏力等。

（33）清蒸茶鲫鱼

处方来源：《活人心统》

配方：鲫鱼500克，绿茶20克。

制作方法：将鲫鱼宰杀好，去腮及内脏，留下鱼鳞，腹内装满绿茶，放盘中，上屉清蒸，熟透即可。

应用：本品可补虚习，止消渴，适合于热病或糖尿病消渴饮水不止等。可做为正餐淡食鱼肉。

（34）蛤蜊炖山药

处方来源：《四季进补指南》

配方：蛤蜊肉100克，山药100克，黄酒3克，食盐3克。

制作方法：将山药洗净切块，蛤蜊洗好同入锅中煎煮，煮开加黄酒和盐，小火炖熟即可。

应用：本品补肾滋阴润燥，可以治疗糖尿病。用作佐餐汤菜。

（35）五味子炖蛋

处方来源：《实用中医营养学》

配方：鸡蛋 2 个，五味子 15 克。

制作方法：先用水煮五味子，水开后将蛋壳打破，鸡蛋下入汤中，成荷包蛋，炖熟即可。

应用：本品有固涩补益之功。可用于糖尿病肾阴亏损，症见口渴多饮、尿频色清、疲乏无力、腰酸腿酸软等。久痢不止患者也可选用。做为早餐食蛋饮汤较为适宜。

（36）山药猪胰汤

处方来源：《食物与治病》

配方：猪胰 1 只，生薏米 30 克，黄芪 60 克，淮山药 120 克。

制作方法：将猪胰洗净切片，生薏米等药与猪胰一同下入锅中，加入煎汤至熟。

应用：本品可益气健脾、润燥止渴，适用于中气不足、气不化津而致的消渴病症。

（37）猪胰海参汤

处方来源：《家庭食疗手册》

配方：海参 3 只，鸡蛋 1 个，猪胰 1 只。地肤子、向日葵杆芯各 10 克，食盐 5 克。

制作方法：将海参泡发，去内脏，洗净切成块；猪胰洗净节成片；鸡蛋打入盘中，打匀放入食盐，调入海参和猪胰，上屉蒸熟。出锅后倒入砂锅中，放入清水，煎煮至沸后，将用纱布包好的地肤子和向日葵杆芯放入锅中一同煎煮约 40 分钟即可。

应用：本品补益润燥，可以治疗糖尿病消渴引饮、消瘦乏力等。作为辅食或加餐均可。

（38）土茯苓猪骨汤

处方来源：《家庭食疗手册》

配方：猪脊骨 500 克，土茯苓 50 克。

制作方法：将猪脊骨洗净剁成块，加清水放入锅中炖约 2 小时，熬成 3 碗，撇去浮油和骨头，加入土茯苓，再煎炖至约 2 碗即可。

应用：本品健脾利湿、补阴益髓。适用于糖尿病消渴多饮、善饥多尿、腰腿酸软等。作为辅食分 2 次服完。

（39）猪胰玉米煎

处方来源：《中西药膳学》

配方：猪胰 1 只，玉米须 50 克

制作方法：将猪胰洗净，与玉米须同以水煎汤。

应用：本品有降糖作用，并可生津止渴。治糖尿病消渴症，每日 1 剂，10 天为 1 疗程，食肉喝汤。

（40）猪胰止渴汤

处方来源：《中国药膳学》

配方：猪胰 1 只，黄芪 18 克，淮山药粉 30 克，天花粉 12 克，葛根 12 克。

制作方法：上五味同以水煎汤，煮至烂熟，食肉渴汤。

应用：本方有益气补阴、生津润燥的作用。主治消渴症之口渴饮多、尿多、气短乏力等。可以经常服用。

（41）山药白鸽汤

处方来源：《家庭食疗手册》

配方：白鸽 1 只，淮山药 50 克，玉竹 50 克，盐 6 克。

制作方法：将白鸽宰杀去毛及内脏，切成小块，与山药、玉竹同以清水煮，至熟加入食盐调味。

应用：本方可补益肝肾、益精滋阴。可治疗消渴饮多、老年体虚、气短乏力等。作为佐餐辅食，吃肉喝汤。

（42）绿豆南瓜汤

处方来源：《中国药膳学》

配方：干绿豆50克，老南瓜500克，食盐5克。

制作方法：绿豆洗净和食盐拌合，略腌一会。南瓜削去老皮，抠去瓜瓤，洗净切成小块。锅内下水约500毫升，下绿豆，置武火上煮沸，将南瓜下入，盖上锅盖，文火煨煮30分钟，至绿豆开花即成。

应用：本汤具有生津益气、止渴去暑的作用，可以作为夏季防暑膳食。糖尿病肺胃燥热、口渴多饥、善饥者可选用。

（43）荸荠豆浆

处方来源：《存之斋医话稿》

配方：豆浆250克，荸荠5个

制作方法：荸荠洗净去皮，用沸水烫约1分钟，放入内捣成茸，用纱布绞汁，盛入锅中，和豆浆拌匀，加热煮沸即可。

应用：本品可清热凉血、润燥补虚。适用于体虚有热、口渴善饮、血尿、糖尿病等。作为早餐顿服。

（44）冬瓜瓤汤

处方来源：《圣济总录》

配方：干冬瓜瓤30克。

制作方法：冬瓜瓤去子曝晒至干贮存备用，每日以冬瓜瓤加水煎煮约30分钟即成。

应用：本品可以清热止渴。主治热病消渴、心烦、多尿、水肿等。可不拘时间代茶饮。

（45）石膏粳米汤

处方来源：《医学衷中参西录》

配方：生石膏 60 克，粳米 60 克

制作方法：上两味以上水煎煮。至米烂熟即可食用。

应用：清热泻火，除烦止渴为本品之功效。主治温热病之壮热、口干烦渴、脉洪大者。糖尿病肺胃燥热型，口渴多饮、善饥、多尿者可选用。每日服 1～2 剂。

（46）糯米桑皮汤

处方来源：民间验方

配方：爆糯米花、桑白皮各 30 克

制作方法：将糯米花与桑白皮同以水煎汤。

应用：本品可以清热生津、理中止渴。治疗糖尿病口渴、多饮、善饥、多尿等。每日分 2 次服用。

（47）桑枸汤

处方来源：《家庭食疗手册》

配方：桑白皮 12 克，枸杞子 15 克。

制作方法：上两味药水煎汤。

应用：本方有补益肺肾、滋阴生津之功效。用于糖尿病肺肾阴亏、多饮口渴、多尿、腰痛等。

（48）豇豆汤

处方来源：《家庭食疗手册》

配方：带壳豇豆 100 克。

制作方法：将豇豆洗净，以水煎汤。

应用：本汤可止渴生津、理中益气。用于治疗糖尿病口渴、多尿等。每日1剂。吃豆喝汤。

4.12// 常用的糖尿病药茶有哪些?

（1）花粉茶

处方来源：《新中医》

配方：天花粉125克。

制作方法：将花天粉加工制成粗末，每日15~20克，沸水冲泡，盖焖几分钟即成。

应用：本品有清热、生津、止渴的功用。主治消渴、身热、烦闷、大热，并能补虚安神。适用于糖尿胃燥热，生津止渴作用尤佳。每日代茶频饮，久服效果明显。

（2）菟丝子茶

处方来源：《本草纲目》

配方：菟丝子15克。

制作方法：将菟丝子

应用：菟丝子有补肾益精的作用。本方适用于肝肾阳虚的消渴症。代茶频饮，可以经常服用。

（3）田螺茶

处方来源：《中医大辞典·中药分册》

配方：田螺10只

制作方法：将田螺用清水泡半日，洗去泥沙，加清水煮汤代茶饮。

应用：田螺有清热止渴作用。适用于糖尿病消渴多饮症。

（4）皋芦叶茶

处方来源：《普济方》

配方：皋芦叶 100 克。

制作方法：将鲜皋芦叶洗净，切碎，水煎，代茶饮。

应用：本品有清热解渴、除烦消痰作用。适用于消渴病头痛、心烦口渴多饮症。每日代茶频饮。

（5）玉竹乌梅茶

处方来源：《中国药膳学》

配方：玉竹、北沙参、石斛、麦冬各 9 克，大乌梅 5 枚。

制作方法：将上药共碾制成粗末，加水适量，煎汤代茶饮。

应用：本茶有养阴润燥、生津止渴的作用。适用于上中消及热病伤阴烦渴、夏季汗多口渴多饮等。

（6）玉米须茶

处方来源：《中国药茶》

配方：玉米须 30 克。

制作方法：鲜玉米洗净，晒干备用。需要时，以沸水冲泡代茶饮用。

应用：玉米须有利尿泄热的作用，并有明显的降低血糖的作用。适用于糖尿病患者的辅助治疗，经常代茶频饮，可降血糖、尿糖。

（7）生地石膏茶

处方来源：《千家妙方》

配方：生地 30 克，石膏 60 克。

制作方法：将石膏打碎，与生地同入锅中，煎汤代茶。

应用：本方有清热滋阴、解渴的作用。适用于糖尿病之口渴多饮、多食善饥等。代茶频饮，每日1剂。

（8）蚕茧茶

处方来源：《中医护理》

配方：蚕茧500克。

制作方法：将蚕茧剪开，去蛾蛹，加水煎汤代茶。

应用：本方有凉血止渴的功效。主治糖尿病口渴多饮、尿频量多、尿糖持续不降者。

（9）柿叶茶

处方来源：《中国药茶》

配方：柿叶10克

制作方法：柿叶洗净切碎晒干，以沸水冲泡代茶饮。

应用：本茶可清热凉血，适用于糖尿病上消口渴多饮症。

（10）糯稻杆茶

处方来源：《中医验方汇编》（第一辑）

配方：糯稻杆10克

制作方法：将糯稻杆切碎，炒焦，用纱布包好，放入杯中，沸水冲泡代茶饮。

应用：本品有收敛止渴的作用。主治糖尿病口渴多饮、多尿等。

（11）桑根白皮茶

处方来源：《肘后备急方》

配方：桑根白皮30克

制作方法：将桑白皮洗净切丝，晒干备用，每日煎汤代茶。

应用：本品有明显的降低血糖、降低血压和利尿作用。对伴有高血压的糖尿病患者、素体肥胖、湿盛浮肿等患者较为适宜。

第五节　冠心病

5.1// 什么是冠心病?

冠心病是冠状动脉硬化性心脏病的简称。冠状动脉是心脏自身供养的主要动脉，它起着营养、支持、保持心脏的功能，心脏的血供应主要是冠状动脉供应的。当冠状动脉出现狭窄、硬化时，心脏就会出现缺血，梗死，诱发死亡。冠心病只所以引起人们的关注就是因为冠心病的后果严重，且治疗困难.在非传染疾病中，心血管疾病是全球范围内第一位致死、致残原因。仅 2004 年，心血管疾病导致全球范围内 1700 万人死亡、1 亿 5 千多万人致残；到 2008 年，这一形势并没有明显改观；全球范围内有 1730 万人死于 CVD，占全球总死亡人数的 30%。

引起冠心病的主要原因是冠状动脉的粥样硬化，所以冠心病其实是冠状动脉粥样硬化性心脏病的简称。动脉的粥样硬化是冠心病的主要病理改变。那么什么是动脉粥样硬化呢？我们知道正常的动脉内壁是光滑的，没有任何沉淀物，血流在其中流动可以说是很顺畅的，当血流中的血脂过高时，它可以沉淀到动脉内壁上，引起动脉内壁粥样的改变，最终使动脉变硬失去弹性，管腔变窄，血液流动受阻，这一变化可以形象的比喻为我们家庭的自来水管受到水垢的阻塞而水流不畅。人体动脉硬化的变化是全身性动脉的硬化，只不过冠状动脉受阻是最危险的，所以我特别关注冠状动脉硬化引起的冠心病，其实冠心病是全身动脉硬化中的一个小部分，动脉的硬化直接结果是诱发高血压，脑出血等许多严重的并发症，所以说冠心病，高血压，脑溢血等都是相互有关联的一组疾病。

5.2// 冠心病的发病情况如何？冠心病有什么样的严重后果？

在 2017 年 8 月 11 日召开的中国心脏大会上，中国医学科学院阜外医院高润霖院士揭晓了最新的中国人群冠心病流行病学情况。高润霖院士指出，根据国家卫生计生委发布的 2015 年死亡统计数据，心血管疾病死亡占主要疾病死因首位，而且农村心血管疾病死亡率高于城市。2015 年中国农村居民和城市居民主要疾病死因构成比中，农村和城市心血管死亡占比分别为 45.01% 和 42.61%。到 2015 年时农村与城市的冠心病死亡率没有差别。心肌梗死死亡率原先也是城市比农村高，现在也反过来了，农村比城市高。可能原因是农村生活水平提高，但卫生知识普及跟不上，心肌梗死发病率提高；另一方面，农村心肌梗死救治条件比城市差，病死率高。

冠心病引起的严重后果是心脏的供血受阻，发生心绞痛，进一步恶化出现心肌梗塞，引发死亡。在正常生活中冠心病是最常见的猝死原因。尽管冠心病是一个慢性疾病，但它常常可以突然引起猝死，一般讲当冠状动脉受阻达到 70% 时才引起冠心病症状，如胸闷，心绞痛等，由此可见，只要出现冠心病，冠状动脉实际上已经受阻了 50%，而只有 50% 工作，一旦这 50% 出现问题就很容易出现意外。对冠心病的策略应该以早期的预防为主。

5.3// 引发冠心病的原因是什么？

从上面可以看出，我们知道冠心病的原因是冠状动脉的粥样硬化，那么我们来分析一下什么是引起动脉粥样硬化的危险因素呢？

美国最权威的 Framingkam 心脏研究中心将最常见的引发冠心病的危险因素罗列如下：吸烟、高血压、高胆固醇、高浓度脂蛋白、糖尿病、年龄以及可能的危险因素，包括肥胖症、缺乏运动、遗传因素、高同源半胱氨酸、凝血机制异常等，并将这些因素加以研究，并做出了以下估论。

吸烟。吸烟是一种高风险因素，可在多方面导致冠心病。吸烟可以加快动脉粥样硬化的形成，增加心肌梗塞的概率。戒烟能明显地减少发生心肌梗塞的危险性。吸烟可能使动脉内的粥样斑块松动从及加重斑块破裂导致冠状动脉内血栓形成。每天吸烟超过一包的人，患冠心病的危险明显增加。

高血压。高血压是一个潜在的危险因素。中等程度的高血压对妇女尤其是一个危险因素。强调通过改变生活习惯，服用降压药物来控制血压。通过降压治疗可以确切减少冠心病的危险。

血胆固醇。在很大的强度上，血胆固醇水与冠心病的危险有关。其中高低密度脂蛋白与冠心病的发生关系最密切，而血中高密度脂蛋白水平过低也是冠心病的风险因素之一，高密度脂蛋白有保护心脏的作用，研究表明，高密度脂蛋白可使动脉硬化斑中的低密度脂蛋白减少，从而缩小动脉硬化斑。

糖尿病。糖尿病是冠心病一种独立的危险因素，冠心病合并糖尿病的发病率和死亡率比非糖尿病者增加，但是通过降低血糖和血脂治疗，可以明显减少冠心病的发作。

Framingham 心脏研究中心指出肥胖和缺乏锻炼与冠心病的发生之间有密切的关系。缺乏锻炼是肥胖的原因，也是糖尿病，高血压的一个诱发因素，从许多研究资料表明，缺乏锻炼和肥胖主要是通过强化冠心病的主要危险因素（高血压、高血脂、糖尿病）而发挥作用，可以说通过减肥，体育锻炼可以减低引发冠心病的主要风险因素高血压、高血脂、糖尿病。

年龄也是冠心病的一个重要危险因素，冠心病的发病率是随着年龄的增加而增加的，在 65 岁以上的老年人中冠心病发病率有一个明显的增加，所以我们应重视 65～75 岁年龄段的老年人。

冠心病的发生有一定的遗传倾向，特别是对于提早发病、年龄较轻的病人，遗传因素在其中有一定的作用。调查这一年龄组的病人，发现父母、爷爷和奶奶多有冠心病的病史。所以对于有冠心病的家族史的人群更应注意提早预防冠心病的发生。

5.4// 冠心病有什么样的表现，如何知道自己是否有冠心病？

冠心病主要多见于 40 岁以上人群，其中主要表现为在活动后出现短暂性胸部压迫感，严重者出现心绞痛，疼痛不像针刺或刀扎样的痛，但很难受。发作时，病人往往不自觉地停止原来的动作，直到症状缓解。

心电图是一种最简单而有价值无创伤的检查方法。冠心病病人平时休息时，心电图约有半数可表现为正常，当心绞痛发作时，心电图能有明显的改变。

一般对于一个 40 岁以上有典型的频繁发作的心前区不适应或疼痛，再加上心电图的改变，一般就能明确冠心病的诊断了。如果病人再有吸烟，高血压，肥胖等冠心病的危险因素，那么就更能说明问题了。但最后确定自己是否患有冠心病一定要医生说了算。如果自己有上面所述的情况应及时就诊。

自己被明确患有冠心病，也不要惊慌，冠心病是很常见的疾病，只要坚持：A、消除危险因素如吸烟、喝酒，预防高血压，糖尿病。B、合理的饮食和运动治疗。C、保持心情舒畅，坚持服服药，就可以作到能有长期良好的生活质量。

5.5// 冠心病如何进行饮食疗法？

节制饮食。摄入热量、不饱和脂肪过多是肥胖，高血脂，糖尿病，动脉粥样硬化的病因，而冠心病的发生一般都是在上述危险因素的基础上诱发的，饮食因素是通过增加上述危险因素而影响冠心病的发生的。饮食调养主要针对冠心病的发病基础——冠状动脉粥样硬化起到治疗作用。

冠心病饮食调养的目标是摄入营养均衡，保持标准体重，改善脂肪的代谢。

①控制总热量，控制热量就是保证摄入的食物正好被人体所利用，避免热量转化为脂肪而积蓄体内，要维持机体热量平衡，保持正常体重。正常体重最简易的计算方法是体重（kg= 身高 cm-105），实际体重数超过正常的 20% 即为超重。正常人最低生理需要一般为 1500 千卡左右，再加上人的工作的消耗，一般需要 2500 千卡左右，根据职业的不同可以进行适当的调整。热量的供给应以摄入碳水化合物为主，即米、面。目前认为碳水化合物占热能的 65% 左右为合理，其中单糖和双糖也就是果糖、蔗糖、葡萄糖等，应控制在 10% 以内，日常饮食中应少吃甜食，一般甜食中含有大量的果糖和双糖，而果糖和双糖在体内比淀粉类碳水化合物更容易转化为甘油三脂。碳水化合物的食用应以燕麦，玉米，豆类为最好。

膳食中脂肪摄入量以占总热量的 20% ~ 25% 为宜，应避免食用肥肉等含不饱和脂肪较多的食品。脂肪摄入应以鱼类和禽类为主。冠心病患者一定要严格限制脂肪的食用，防止不饱和脂肪和胆固醇在体内过量蓄积，加重动脉粥样硬化。对于含胆固醇较多的食物如动物内脏，尤其是肝脏，奶油等应严格限制。胆固醇应控制在每日 300mg 以下。

②限制钠的食用，高血压是冠心病的绝对危险因素，通过限制钠主要是降低高血压的发病，减少血液的容量，减轻心脏的负荷，冠心病的限制钠措施与高血压限制钠是基本相同的，可以参照进行。

③多吃植物类食物。多吃蔬菜水果，蔬菜水果含有大量的膳食纤维，矿物质，维生素 C，β - 胡萝卜素，番茄红素等抗氧化物质，这些抗氧化物质可抑制动脉粥样硬化形成，多吃蔬菜水果有降低冠心病率，抗衰老的功效。

④少饮酒，多饮茶。由于红葡萄糖酒中含有黄酮，适量饮用红葡萄糖可以降冠心病的发生率，但大量的饮酒尤其是白酒可明显引起肝脏，心脏的损害，诱发高血压，冠心病，所以必须放弃饮酒的嗜好。茶叶特别是绿茶内含有多酚类成分具有降低血清胆固醇和甘油三脂以及抗氧化作用，因此饮茶对于冠心病病人应该是一个好习惯。咖啡因有升压及增加心率的作用，如果咖啡加糖则有升高血脂的作用，应该少量饮用，冠心病病人应该不饮为好。

蛋白质的摄入应适合。在动物实验中，高蛋白的饮食可促进动脉粥样硬化形成。蛋白质的摄入量，占每日总热量的 12%～15% 为好。蛋白质的来源应以豆类食物的蛋白为好，豆类蛋白含有脂肪很少，其内含有大量的大豆异黄酮等有助于减少冠心病的危险性，应多吃大豆或豆制品，以取代部分动物蛋白。

5.6// 运动对冠心病有什么样益处，如何运动？

5.6.1 运动对冠心病的益处

冠心病病人尽管身体有潜在危险，但寻找合适、适宜的运动对于预防冠心病和阻止冠心病的恶化有以下重要的作用：

①适度的运动可减轻体重，降低血压，调节血脂，促进血液循环，可以减轻冠心病的绝对诱发因素，对有冠心病家族史有高血压前期，应注意通过运动来预防冠心病，对于有患有冠心病的病人适宜的运动可以减轻或延缓冠心病病人的病程。

②改善心脏功能，增加心脏的储备。运动可促进冠状动脉侧枝循环的建立，改善心肌缺血，提高心脏储备能力。

③适度的运动可以改善生活质量，提高机体外界环境的适应能力，增强骨关节活力的灵活性、

协调性，促进全身器官功能和机体的新陈代谢，定期参加一定的娱乐休闲活动，能建立恢复健康的信心，有益于增进心理健康。

④运动可以增强人身的免疫能力，提高冠心病病人抗病的能力，还能改善预后，通过适宜的运动使患者病情好转和稳定，可使心脏突发事件大大减少，能有效预防心脑血管意外。有效预防冠心病引发的猝死。

5.6.2 那么冠心病有哪些运动疗法可以选择呢？

冠心病病人在选择运动方式时，应特别注意一定要选择适合自己病情的，要以缓慢，安全的方式进行。

①步行。通常指的以散步为主的锻炼方法，步行应该说冠心病最合适的运动方式，它不受地点，条件的限制，强度和时间可由自己掌握。对冠心病中轻度患者每日可步行 30 分钟左右，距离有 2~3 公里即可，以下午或晚餐后进行最好，地点选择空气新鲜环境较好，安静的海边，公园为好，散步时步伐要均匀，步态稳定，呼吸均匀，运动强度要根据自己的病情，身体条件选择，且不宜强求，强迫自己。

②慢跑。是一种很理想的有氧运动，尤其是长距离的慢跑能明显提高心肺的储备功能，减轻体重，改善脂肪，糖，蛋白质的代谢，能明显提高自己的抗病能力，有效减少"感冒"等呼吸道疾病。慢跑一般比较适合冠心病早期或有冠心病危险因素的人群。对有已有冠心病且有明显心脏缺血症状的病人要谨慎采用。

③登山。登山运动是一种很好的锻炼方法，可以明显增强腿部、腰部肌肉的力量，可明显提高心肺功能，通过登山也能提高恢复健康的信心，能减轻工作、生活压力，舒缓焦虑，抑郁。但在选择此项运动时，应注意咨询医生，了解自己的心肺功能，对于有心绞痛，胸闷，心功能差的病人不

适宜采用。登山运动是预防冠心病良好方式，对于老年人登山高度可为 50~100 米，坡度为 15~30 度，登山时最好结伴进行。

④游泳。游泳是一种良好的全身运动方式，对于腰部，四肢关节有退变，有骨质增生者，也非常适合，游泳最大的特点是身体浮于水中，四肢脊椎不负重，运动时，呼吸是规律有节奏的深呼吸，且运动强度不大，对于改善心肺功能极为有利。但也应同时指出，游泳是需要安全保障的，特别是在大海中游泳危险性更大，对重度高血压，严重冠心病的患者不适宜。在进行游泳时应循序渐进，量力而行，贵在坚持。

⑤球类。门球，高尔夫球，保龄球，乒乓球，台球都是适合冠心病患者的良好消遣、娱乐、运动集为一体的方式，在健身活动的同时，能增强机体的灵活性和协调性，它也能增进老年人之间的交流，消除孤独，抑郁，有益于身心健康。

⑥气功。气功是我国特有的一种良好的传统健身法，能明显改善人体植物神经，内分泌的功能，对调节生物钟，减轻交感神经活性过高引发的高血压，冠心病有明显的疗效。它对于由于情绪引发的疾病，有治病防病，延年益寿的功效。气功强调"放松，入静，意守丹田"和"意到，气到，力到"等原则，使大脑神经系统的兴奋和抑制得以平衡，内分泌紊乱得以纠正。由于气功锻炼主要是通过有节奏的深呼吸来达到锻炼的目的，所以气功除以上功效外，它能促进气体在肺内的充分交换，改善全身血液循环，扩张冠状动脉，增加心肌供氧，由于气功的运动量不大，可以说是非常适合冠心病病人的锻炼方式。在冠心病康复治疗早期应以练静气功为宜，开始每次练功10分钟左右，每日 2~3 次，以后可逐渐增加，每次可根据身体情况，增加到 30 分钟到 1 小时，2-3 个月后，病情稳定后可以练动气功。常见的静气功有松静功，站桩功，内养功，强壮功，周天功等，动气功有回春功，八段锦等，动气功的练习每次 20-30 分钟，每日 2-3 次。

⑦太极拳。太极拳和气功一样是我国独有的健身强体的运动项目，它集中了我国古代保健体操的精华，非常适宜冠心病的康复。太极拳通过意念和身体的结合达到调节心血管功能，调整血压，改善冠状动脉血流。在太极拳的锻炼中，要求动中有静，用意不用力，强调意念的力量。比较适合冠心病病人的太极拳有八十八式，四十八式，简化二十四式等。

5.6.3 哪些冠心病病人不能进行运动治疗？

某些严重冠心病病人由于心脏功能差，随时有可能诱发心肌梗塞，心衰等症状，所以说不是每一种冠心病人都适合运动治疗，一般对于有下述情况的不适合运动疗法，等将病情好转后，心脏功能恢复后才可以进行一些活动量小，安全性高的运动。

①病人近期心绞痛频发，特别是在劳累后出现，此时应避免运动治疗，平时也是注意尽量以休息为主。

②病人有心衰症状者。病人出现气短，双下肢水肿，要绝对禁忌运动，心衰时病人的心脏已经不能维持正常的生理活动，心脏处于失代尝状态，任何加重心脏的活动和动作都会给病人带来极大的危险，所以要绝对禁忌活动，等病情好转，心衰消失后，可以进行一些日常的活动，运动疗法以气功和太极拳为好。

③冠心病有近期血压不稳定者不能进行运动疗法。冠心病合并高血压，是猝死的最危险的因素，高血压由于忽高忽低，很容易诱发脑溢血，引起截瘫或死亡。在现实生活中，我们常常可以听到或看到，有些老年人由于运动过于剧烈或情绪过度激动而出现悲剧，这些老年人大多都有潜在严重的冠心病，冠心病病人在各种外界刺激下会诱发冠状动脉的突然痉挛，或心血管内粥样斑块的脱落，出现心肌梗死，心衰死亡，尤其有高血压，血压不稳定应积极治疗待病情稳定后再进行运动锻炼。

④冠心病有心率失常者，不应进行运动治疗，心律失常许多情况是冠心病的并发症，有严重心

律失常如频发室性早搏，房颤，特别是在近期频繁发作的严重心律失常，应绝对禁忌运动。

⑤其他情况，如冠心病冠状动脉搭桥术后，心脏起搏器植入术后等病情不稳定后，应继续治疗，等病情稳定后可进行运动治疗，对冠心病合并有血栓性静脉，动脉瘤也应禁忌运动治疗。

5.7// 冠心病的药物治疗简介

①药物预防。冠心病病人可以长期口服小剂量的阿斯匹林，即阿斯匹林 0.3 克每日一次，潘生丁 50mg 每日 3 次，可降低血液黏度，预防或减低心肌梗塞的发生率。

②冠心病心绞痛发作时的治疗。应立即停止一切活动，舌下含化硝酸甘油 0.3～0.6mg，1～2 分钟后药物即开始起作用，约半小时后作用消失。其有效率率为 92%，其中 76% 的病人可在 3 分钟之内见效。舌下含化 0.3mg 硝酸甘油 3 分钟后，症状仍不缓解，可每隔 5 分钟再含服硝酸甘油 0.3mg，15 分钟内总计量不要超过 1.2mg，对于症状不能缓解的应及时到医院就诊，查明是否有心肌梗塞。

③治疗冠心病的常用药物。

A. 硝酸甘油是硝酸脂类的药物，其主要作用部位是冠状动脉血管，它能减轻心脏负荷，改善心脏的血供。硝酸甘油舌下含化可以经口腔黏膜迅速吸收，2～5 分钟起作用，3～10 分钟作用达最高峰，可维持 20～30 分钟。

副作用：为暂时性面色潮红，可引起头痛，大剂量可诱发体位性低血压。应注意硝酸甘油的每天停药间歇期必须大于 8 小时，也就是说每天必须保证有 8 小时以上时间不服药物。

B. 普萘洛尔，吲哚洛尔，噻马洛尔等属于 β 肾上腺素受体阻断药。主要治疗稳定及不稳定型心绞痛，可减少发作次数，对伴有高血压或心律失常者更为适用。此类药物应在医生指导下应用。

C. 心痛定，化学名为硝苯地平，属于钙拮抗剂，有舒张冠状动脉，增加冠状动脉血流，改善心肌缺血主要用于变异型心绞痛，也可用于稳定和不稳定型心绞痛。口服或舌下含服吸收率79%，口服给药15~20分钟起效，舌下含服2~3分钟起效，维持时间4~8小时每次服用一类药物，10~20mg，一日三次。

副作用：为暂时性面色潮红，可引起头痛，低血压，四肢麻木。

D. 消心痛：和硝酸甘油同属一类，消心痛作用较弱，起效慢，但维持时间较长。舌下含服5~10mg，15分钟到30分钟起效，可持续2~4小时，本品计量范围存在较大个体差异，一般情况下应用缓释剂可减少不良反映，增加药物作用时间，一般适用于心绞痛的预防和心肌梗塞的长期治疗。

5.8// 冠心病的其他治疗方法有哪些？

（1）按摩

A. 心绞痛发作时，可取5分硬币或手指按压至太阳穴可迅速缓解疼痛，每天可预防按压3~6分钟，可防止心绞痛的发作。

B. 以拇指轻柔灵道穴1分钟，再重压按摩两分钟最后，以轻柔1分半钟结束。每日按摩1次，15次为一疗程。

（2）中医验方治疗

A. 止痛散蜈蚣3克，全蝎3克，焙干研磨细末。每次2克，一日3次，温开水冲服，适用于难治性心绞痛。

B. 珍珠粉0.3克，三七粉1.5克，川贝粉3克，作为1日量分2次服 连服一个月，适用于难治性心绞痛。

（3）中医外治

心绞痛宁膏，由丹参、红花等组成。帖敷心前，每日一次，可减轻心绞痛及心绞痛发作的频率。

第六节　冠心病与性生活

随着年龄的增长，中老年人患冠心病和接受冠状动脉搭桥手术的可能性就越大，这是人生中十分不愉快而又无可奈何的事实．由于男性接受的社会压力和危险因素大于女性，因此男性患心脏病的比率高于女性．而性生活对男性心脏功能的要求高于女性，哪怕是心脏只出了一点小小的问题也会影响性生活，在性生活过程中由于担心性生活对心脏病的影响，而出现性生活的质量不高，特别对于冠心病病人，这样的严重问题可能会使病人害怕危险而限制自己的性活动。许多人在患冠心病后，会对自己的身体状况深感不安，神情沮丧，这种完全丧失信心的精神状态会减低性兴趣和性欲。当心理处于忧虑和抑郁时，想充分体验性快感是十分困难的．然而，性活动的恢复能有助冠心病病人减轻对健康状况的不安心理，能使他们找回失落的自信，能调整他们不佳的情绪，让他们重新体会生活的意义和乐趣。

6.1// 我们如何正确对待冠心病与性生活的问题呢？

在冠心病患者中，大约有 1／4 的人完全放弃了性生活，大约有 50％ 的人减少了性交次数，只有其余 1／4 的人的性生活仍然一如既往，保持不变．这未免令人惋惜，因为在发了一次冠心病后就放弃性生活既不可取，也没有必要．继续性生活能使病人增加信心，增加男子汉意识，增强成功意识并能使病人对人生有一个全方位的体验。在患冠状动脉硬化性心脏病的病人中，大约 80% 的人能够继续正常的过性生活而不必顾虑会冒严重的风险．其余的病人 20% 也不必完全禁欲，所需要的只是按照各自的承受能力对做爱方式加以适当地调整。

6.2// 冠心病病人性交时会发生猝死吗？

一旦患了冠心病人们就会担心：性生活是不是太费力了？性生活过程中会发生心率过速吗？心绞痛会发生吗？性生活对我安全吗？有人甚至会担心在性交时送命。

事实上大可不必担心。在性交时丧命的例子极为罕见。最近对不少猝然死亡的冠心病患者研究结果表明，这些人中，在性交时死亡的还不到 0.5%，比在睡眠中死亡的人要少得多，而且，还必须指出的是，在性交时死亡的那些极少数人中，多数人是由于喝了大量酒后性交的缘故．在这种情况下，额外的紧张会使心率和血压大大地高于正常水平，从而给心脏加重了负担。

6.3// 冠心病病人的身体能安全地释放多少能量？

医学上已经研究成一套相当满意的方法，来测定人的身体承受什么样的工作，能够释放多少能量而不致于损害健康。能量消耗的测量单位称梅茨（METS）。例如：洗手约用两个梅茨，做木工需 5 至 6 个梅茨。一个优秀运动员的一次可承受 20 个梅茨的活动量。对中年人患有不太严重冠心病（即心肌缺血不严重），大概可承受 8 到 9 个梅茨的活动量不至使脑部、心脏引起任何症状，一次性行为消耗的梅茨大大低于这个数字．据测算性交高潮时可能要消耗大约 5 个梅茨，而高潮前后大约只需要 3 至 4 个梅茨．一次性交所消耗的能量水平一般是可以完全承受得了的。当然，性交时所需要的能量是因性交强度和激动状态的不同而不同的。如果病人能够爬两段楼梯，那么就完全可能毫无顾虑地承受性交需要的体力消耗，因为爬两层楼梯需要消耗 5 至 6 个梅茨。

6.4// 性交时的心率是人心率的峰值吗?

根据活动与心率的研究表明，日常活动达到的心率往往高于性交时达到的心率。使用 24 小时心电监护仪，检测冠心病心率，发现平时一天最高心率平均为 120 次每分，而他们性交时最高率平均为 117，而且该心率只持续 10 ~ 15 秒钟，即只有性高潮时才达到此心率。

一般我们不会把律师这个行业看作是要求很多体力的职业，然而一位普通律师在从事业法庭辩护务活动时，给心脏带来的压力也大于性交时给心脏带来的压力。由此可见性交引起的心率增快对于轻、中度冠心病病人是可以承受的。

重度冠心病病人、部分中度冠心病应到医院进行咨询对于有严重的冠心病特别是心肌梗塞后，恢复性生活要注意，务必接受医生的指导，要咨询心内科医生能承受什么活动和不能承受什么活动。医嘱十分重要，但是也不要有心理负担，担心只能使病人在性交时增加压力，使性功能不协调，结果减少了应有的乐趣。

6.5// 冠心病病人应采取什么体位性交最合适?

冠心病病人应采取自己认为最适合的体位，一般说以女上位男下位较为适合。也有人认为用半坐位可以减少左心室的扩张，可防止或减少心绞痛。对发生心衰的病人，待心功能稳定后才能有性生活，性交采取坐位较为适合。研究表明，健康人性交时，采用男上位或男下位对心率和血压的影响差别不大。但对于冠心病病人应避免需要用力的体位。有关详细情况应咨询心内科医师，咨询时尽可能请性伴侣同时参加，让医生尽可能了解情况，才能获得准确解释。让性伴侣的参加咨询可以减少对她对冠心病病人的担心和不安会。

6.6// 如何知道冠心病病人的量大限度的活动量？

性交是一项体力活动，它像任何一项体力活动一样；也是一种运动，所以冠心病病人必须知道自己的运动最大承受力。医生能利用踏板车以及别的手段来测出病人的心率承受力。如果我们想用最简单的方法了解运动承受能力，那么一连爬几层楼梯而没有心绞痛现象，且心率小于且接近140／分，那么爬几段楼梯的运动量就是量大限度的活动量。如果能爬几层楼梯一般就能够轻松地承受性交对心脏所加的负担了。

6.7// 冠心病病人如何恢复性生活？

冠心病初愈的病人不要急于开始性生活 在最初 1 至 2 个星期内，作一些抚爱活动，抚爱活动的刺激引出的高潮同性交高潮相比，运动量小，因而心率和血压的增加也少，但不要急于性交，以便使自己在心理上有一个适应过程。一般冠心病一次发作后，得等到 2 至 6 周后才能恢复性生活。

要逐渐恢复性交，开始只能作一些爱抚活动，逐渐过度到性交。性交时尽可能采取一些少费力的姿势．心情要轻松愉快，要在熟悉的安逸环境中恢复性生活。不要在工作或个人生活有重大压力的情况下性交，在这种情况下，一开始血压或者脉搏率就比较高，因此可能就得冒较大的风险。可以同伴侣一起作一些实验，以便能够找到一些费力少的性交姿势。如果感到劳累或者精力不济，也可以通过手或嘴的抚爱让性伴侣得到快感，性伴侣也可以为对方这样做。

6.8// 性交时仍有心绞痛怎么办?

有的男性在性交中确实有心绞痛现象,其实,这正是男性冠心病患者放弃性生活和造成阳痿的最普通的原因之一。如果病人在用力过程中的确出现心绞痛现象,那么在性交前可服用硝酸甘油类药物。同时,还要放松思想,不要者担心会出现痛苦。放松心情,不但有助于勃起,而且还会使你的性交变得轻松而富有乐趣。

有的药物能减轻症状,因而有助于你享受更多的性快感,另一些心脏药物则会带来某些副作用。例如:心得安制剂能够通过降低性交时的心率,而减少心绞痛发生的可能,但遗憾的是这类药物如果大量服用会带来性冲动和勃起能力的丧失。一旦出现了这种情况,应及时就医。

冠心病病人不要在暴食和酗酒后性交,因为消化会消耗大量能量和血流量,使身体活动所需的能量和血流量大大减少,会诱发心绞痛。

第七节　代谢综合征

7.1// 什么是代谢综合征?

在大多数心血管病和糖尿病患者中,常常合并有高血脂、高血压、高血糖且大多数有明显的肥胖。世界卫生组织将肥胖合并有高血脂、高血压、高血糖的情况称为代谢综合征。提出代谢综合征这一概念的最重要意义是代谢综合征可以预测心血管疾病和糖尿病的发病机率,对预防心血管疾病和糖尿病有指导意义。

7.2// 如何知道我们患有代谢综合征？

如果发现有中心性肥胖并合并有以下其余 4 项中的任意两项，即表明患有代谢综合征。

A. 首先有明显的中心性肥胖，肥胖可以通过体重指数来得知，

B. 甘油三脂大于 1.7mmol/L（150mg/dl）。

C. 高密度脂蛋白降低：男性小于 0.9mml/L（40mg/dL），女性小于 1.1mml/L（50mg/dL）。

D. 血压升高：收缩压大于等于 130mmHg 或舒张压大于等于 85mmHg。

E. 空腹血糖大于等于 5.6mmol/L（100mg/dl）或已患 2 型糖尿病，1 型糖尿病不属于代谢综合征的范畴。

研究表明，年龄、性别、腰臀围比值、收缩压、舒张压、体重指数与代谢综合征有相关性，其中腰臀围比值加血压可以单独预测患代谢综合征的可能性。腰臀围比值是代表中心性肥胖的重要指标，可见肥胖是引起代谢综合征的重要原因，腰围越大，人的寿命越短是有一定的道理。

代谢综合征最主要的临床后果是引起心血管疾病和 Ⅱ 型糖尿病，此外它与脂肪肝、胆结石、睡眠障碍等有关。如果我们患有此综合征必须要警惕和预防冠心病、糖尿病、胆结石的发生，务必改变自己的不良的生活习惯和饮食习惯。

第八节　脑中风

8.1// 什么是脑卒中？

脑卒中又称中风，是指大脑动脉的突发梗塞或出血，引起人体相应部位的功能障碍或人体死亡，其发病特点为起病急骤、迅速出现神经功能缺失症状。

8.2// 脑卒中的现状如何？

据世界卫生组织统计，脑卒中已成全球 60 岁以上人群第二大主要导致死亡的原因。现阶段，中国脑卒中患者至少 700 万。我国脑卒中发病率明显高于世界平均水平，在我国的许多大城市中，脑卒中在疾病死亡原因中排第一位。每年新发病例超过 200 万，死于脑卒中的人数就达到每年 165 万，而在 700 万的脑卒中幸存者中，又有近半数遗留有偏瘫、失语等神经功能残疾。

德国、意大利、英国和美国因脑卒中残疾而导致减少的工作日平均为 4 天；法国、西班牙和加拿大平均为 3 天。在我国，脑卒中残疾导致减少的工作日是 12 天。每年用于脑卒中的直接医疗费用不少于 250 亿元人民币。而与脑卒中相关的间接性开支更为庞大这给患者及其家庭乃至整个社会带来了巨大的经济和精神负担。

8.3// 引起脑卒中的原因是什么？

引发脑卒中的原因有高血压、糖尿病、吸烟、肥胖、酗酒、代谢紊乱、睡眠欠规律等。其中香烟中的尼古丁可使脑血管痉挛、收缩、硬化、弹性减弱。长期吸烟的人，大脑很早就出现供血不足、脑细胞营养不良、脑功能减退，表现为记忆差、易失眠、提早衰老等。酗酒不但伤肝而且损脑。酒精极易透过血脑屏障进入脑细胞中。少量酒精可使大脑兴奋，长期大量饮酒则可抑制脑细胞功能且使其中毒，人变得反应迟钝，甚至出现精神障碍。酗酒者易发生脑血管意外，其发生率比一般人高很多。

专家分析指出：嗜酒、吸烟、高脂血症病理上主要导致小动脉的变性、闭塞，引起脑供血不足，诱发脑梗塞。在导致脑卒中诸多的因素中，最重要的、可改变的危险因素是高血压。过高的血压往往引起脑内硬化、变性的中小动脉破裂，而出现脑溢血。国内外许多抗高血压随机临床试验证实，降低高血压患者的血压水平，可以显著降低脑卒中的发病危险，而早期、持续、有效地控制高血压是预防脑卒中的关键。

8.4// 脑卒中的预兆有哪些？

①突发的身体单侧肢体麻木，行走困难，四肢无力失去平衡或协调能力。②单眼或双眼视物不清，头晕眼花，说话困难或理解困难。③不明原因的剧烈头痛，可伴有恶心呕吐。④突发的昏迷，神志不清。

出现以上症状要高度警惕脑中风的发生，要立即到医院就诊。还可以通过以下方法进一步判断，其具体方法是：①令病人示齿，伸舌或微笑，了解面部运动是否对称。②与病人进行简单的谈话了解病人神志、语言是否正常。③与病人握手，让病人抬腿，判断病人四肢运动功能有无障碍。如果以上3项有任何一项出问题应采取简单现场处理，如就地放平，头偏向一侧，立即到医院救治。

8.5// 如何应对脑卒中?

在临床上有许多病人因为没有及时就医而错过最佳治疗时机,其主要原因从患者角度讲,是对于脑卒中的医学科普知识了解甚少,没有重视轻度的一侧肢体无力、麻木,一过性的说话不清,短暂的视物模糊等脑卒中症状,甚至有的患者错误地认为,出现这些症状后卧床休息一下就好了,殊不知缺血性脑卒中在睡眠中的发病率相当高,休息反而会掩盖症状的发展变化。还有一些患者盲目的把脑卒中的表现认为是心脏病和高血压,自行服用速效救心丸和降压药,结果不但使病情加重,还浪费了宝贵的就诊时间。大脑是代谢非常活跃的器官,局部没有能量储备,因此对于缺血缺氧十分敏感。脑血栓造成局部供血障碍,在血流完全中断的缺血核心区,脑细胞在几分钟内就开始坏死;在周围的缺血区,若不及时恢复血流,脑细胞在几个小时内就会不可逆走向死亡。因此,一定要加大力度宣传脑卒中的医学科普知识和理念,要建立一个科学的现代卒中理念:要认识到脑卒中是个急症,需要尽早到医院处理。要记住:"失去时间,就是失去大脑!"

对于脑梗塞等缺血性脑卒中早期溶栓是至关重要的,它是挽救脑组织,拯救偏瘫肢体唯一可行且有效的方法。国际上近十年来的大规模临床试验证实:超早期(3小时内)使用组织型纤溶酶原激活物(tPA)进行溶栓治疗,可以取得显著疗效。国外临床研究证明,在90分钟内接受tPA溶栓治疗的脑梗塞患者,比在90～180分钟接受治疗的患者明显得到更多的功能恢复和遗留更少的远期残疾,但是这种药物溶栓治疗,即使在医疗设施先进、急诊体系发达的美国,能够超早期得到溶栓治疗的脑梗塞患者也不到10%。在我国,由于多种因素的阻碍,药物溶栓治疗率在北京、上海等大城市还不到1%。导致患者不能及时获得溶栓治疗的原因,主要是患者对脑卒中急性救治的认识不足,导致院前耽搁时间过长,错过了超早期治疗的时机。

脑卒中还有一大类属于脑出血。与脑梗塞一样,脑出血也同样强调超早期前往医院就诊。因为临床研究发现，约有 40% 的脑出血患者在发病几个小时内会持续地出血，使脑内血肿在急性期不断扩大，从而严重威胁患者的生命。早期的颅骨钻孔减压，可以有效缓解脑出血引发神经功能障碍，显著减少脑出血引发的猝死。再者发现超早期使用重组凝血七因子的药物，可以有效阻止脑内血肿扩大，减少死亡率，改善远期残疾率。

8.6// 如何预防脑卒中的发生？

脑卒中已肆虐全球，卒中的预防、治疗和康复现状亟待改进，唤醒专业人士和公众对卒中的警觉已迫在眉睫。去年在加拿大温哥华举行的第五届世界卒中大会宣布：将每年的 6 月 24 日设立为世界卒中日。来自美、法、中等国的 100 多位专家共同起草了《世界卒中日宣言》。宣言指出，对于脑卒中，预防是最值得去做的，但是预防被极大地忽视了，尤其是在发展中国家。

由于高血压是脑卒中发生最重要也是最常见的原因，所以预防脑卒中首先是①预防高血压的发生（详见高血压一章），要坚持运动、饮食、生活习惯三位一体的预防。对已出现的高血压患者应在医生指导下，积极地治疗高血压。治疗高血压的目标是将血压降至 < 140/90mmHg，如果能耐受，可进一步将血压降到理想水平 <130/80mmHg。②除了降低高血压患者的血压水平外，戒烟限酒，对有糖尿病者，应控制血糖水平。③老人尤其是高血压病及高血脂患者，应尽量避免到高温下活动，以防体内水分大量丢失；夏季多饮水是防止血液黏稠度增高，也是预防血管栓塞最简单有效的方法。老年人每天需饮水 2000~2500 毫升，可饮白开水或淡茶水，每天分散地多次饮水，使血液稀释，就可防止血液黏稠度过高，避免发生血管栓塞的危险。④对于有高血脂、肥胖者，还应在医生的指导下，服用有关药物，以对抗红细胞、血小板凝集，阻止其凝聚和在血管壁附着，降低血流阻力，预防脑梗塞的发生。有条件的可以每半年进行一次输液治疗，即用生理盐水 500ml 加入丹参 20ml 或

其它药物，连续输 10 天，可以明显减少脑梗塞的发生，但对于有脑溢血的病人要禁用。⑤患者还应保持健康的生活方式，改变不良生活习惯，如戒烟、限酒，减少盐的摄入量，适当增加水果、蔬菜、蛋白质等摄入，适当进行体力活动，减轻超重，保持乐观心情，调节紧张压力等。

第九章

老年人常见疾病问答

第一节　男性泌尿科最常见的肿瘤
——膀胱癌有关知识问答

膀胱癌是泌尿科最常见的癌症，发病年龄多在 50~80 之间，膀胱癌随着人口老龄化也在逐渐增多。男子患病率明显大于女性，目前由于环境污染，不良的生活习惯，膀胱癌在中青年也不少见，故目前预防治疗膀胱癌也越来越受到重视。

1.1// 何知道自己患上膀胱癌？患了膀胱癌有什么征象？

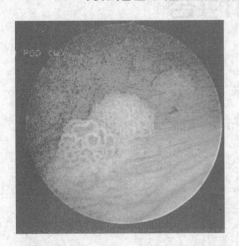

膀胱癌最常见的征象就是血尿，出现血尿务必引起我们的高度重视，首先我们先学习一下什么是血尿。

①血尿。血尿是包括显微镜下和肉眼血尿，是泌尿系统可能存在有严重疾病的信号。血尿的出现意味着肾、输尿管、膀胱、前列腺和尿道存在病变或全身其他系统的疾病累及泌尿系统。其分为 A：肉眼血尿，即排出肉眼可见的红色尿液，应注意在服用某些食物、药物时也有红色尿。例如口服抗结核药物如利福平。B：镜下血尿，就是我们排尿时肉眼看可能尿色正常，但在显微镜下却发现有红细胞。全程肉眼无痛血尿是膀胱癌最重要的症状，所谓全程肉眼无痛就是指从开始排尿到排尿结束尿色始终是红色，且排

尿时没有痛，这种血尿很有可能是膀胱癌的先兆，但这也不是100%。有血尿应立即到医院泌尿外科就诊，有些人出现血尿，自己口服某些药物后血尿停止，自己认为治愈了，这是十分危险的，因为肿瘤的血尿本身就是间断出现的，血尿的停止不能说明任何问题。

②尿频、排尿费力。尿频症状不是一个特异性很强的症状，泌尿科的许多疾病都有此症状；排尿费力主要是见于前列腺肥大的病人，但当膀胱肿瘤位于尿道内口时，也会出现此症状。

③其他还有许多非特异性症状，如下腹部不适，腰疼等但这些症状都不主要是指对膀胱癌的，其他许多疾病也有此症。

1.2// 疑患膀胱癌应做什么检查？

如果出现血尿，医生首先会给你行B超检查，B超检查是一种无创伤、无痛苦、简单易行方法，且B超检查对>1cm的肿瘤诊断率达90%以上，对于B超检查有问题的，为了明确病人是否一定患上膀胱癌，我们还要做膀胱镜检查，它使用镜鞘通过尿道插入膀胱，直接观察有无肿瘤组织，还可以对肿瘤组织取样，进行进一步的检查，明确肿瘤的性质、恶性程度，此检查尽管有创伤，但对于决定手术方案，明确肿瘤的性质还是很有必要的。第三是CT检查，CT检查即计算机电子扫描，可以通过CT检查将膀胱或其它脏器内部切面成像，了解脏器有无肿瘤以及肿瘤与周围脏器关系，以进一步确定决定手术方案，CT检查几乎无创伤、无痛苦、简单易行。

1.3// 如何治疗膀胱癌？膀胱癌的治疗效果如何？

膀胱癌在诸多癌症中，其恶性程度是相对较低的，治疗效果良好，但晚期膀胱癌已发生淋巴转移的疗效差，生存时间短，目前治疗膀胱癌的主要手段仍然以手术为主。第一种手术不开刀，而是

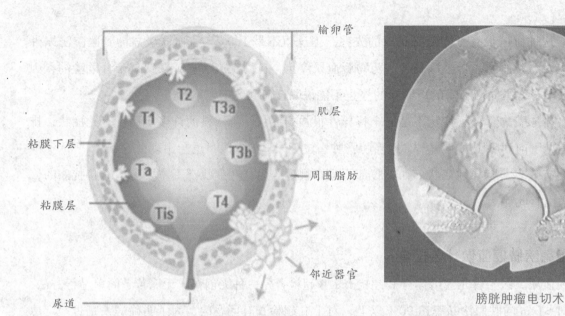

输卵管

肌层

粘膜下层

周围脂肪

粘膜层

邻近器官

尿道

T1 T2 T3a T3b Ta Tis T4

图显示肿瘤侵犯膀胱壁的深度

膀胱肿瘤电切术

利用电切镜的设备，经尿道将设备插入膀胱，将膀胱内的肿瘤切除，如上图所示此方法手术简单，病人恢复很快。没有任何手术切口，痛苦小，但此手术只适合表浅型的单发的非浸润性生长肿瘤，对于是否选择此种手术方式泌尿外科医生会给予病人一个良好的建议。第二种手术方式是膀胱部分切除的开放手术，即利用传统的手术方式将有病变部分的膀胱壁切除，将正常的膀胱组织重新缝合，恢复膀胱的完整性，此手术简单，只适合于单发的肿瘤，手术切口是从脐到脐以下约 15~20cm。第三种手术方式称为根治性膀胱切除，目前主要是行腹腔镜下膀胱癌根治术，是泌尿外科最大的手术，手术损伤大，该手术是将膀胱完全切除，将输尿管重新与肠道吻合，新建一个储尿器官，手术在全麻下进行。该手术是适用于多发膀胱肿瘤、迅速复发的肿瘤以及肿瘤侵犯膀胱深部肌层的。

1.4// 如何预防膀胱癌?

膀胱癌的发生与吸烟有密切的关系,戒烟可以明显减低膀胱癌的发生率。要多饮水稀释尿液,减轻尿液中的毒物对膀胱的损害,平时注意不要憋尿,使尿中的毒物尽快排除体外。其他注意事项祥见癌症一章。同时,膀胱的发生于化工染料有一定的关系。

第二节 肾癌

2.1// 如何认识肾癌?

肾癌是肾脏的恶性肿瘤,也是严重威胁男性健康的肿瘤之一,且发病率男性明显高于女性,大约是女性的一倍,肾脏的肿瘤,大多数为恶性肿瘤,其中以肾癌最多见。病理类型为:肾透明细胞癌。

肾癌是发生于肾脏的肿瘤,我们以前的章节中知道,肾脏是由肾单位组成,其实肾单位主要是由毛细血管球组成,也就是说肾脏主要的功能结构就是毛细血管球,肾癌就是毛细血管球起始端细胞发生恶变,细胞无限生长,破坏正常的肾组织,晚期肾癌还可转移到肺、肝等重要脏器,最后消耗人体能量,破坏器官功能,而造成死亡。

早期诊断,早期治疗,效果较好,5年后继续生存的可能性达80%以上,如肾癌已侵入到肾脏以外,5年生存后可能性在40%以下。要想早期发现肾癌,必须要定期进行健康查体,一般每半年对肾脏进行一次B超检查即可。

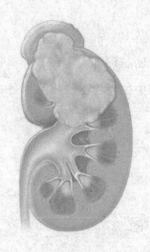 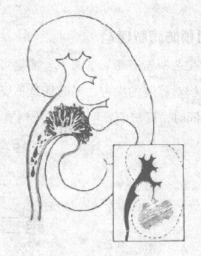

左图为肾癌 　　　　　　　　右图为肾盂癌

2.2// 肾癌的诱发因素有哪些?

总体来讲肾癌的发病原因仍不清楚,我们还没找到真正诱发肾癌的直接原因,但通过研究发现,吸雪茄和用烟斗吸烟者肾癌的发病率高于不吸烟者,男性吸烟并暴露于镉工业环境中发生肾癌者高于正常人。肾癌有遗传倾向,父母有肾癌子女发生肾癌的可能性较正常人高。肾癌的发病率有地区差异,丹麦、瑞典最高,日本,南斯拉夫最低,原因不明。

2.3// 肾癌有哪些临床症状?

大多数癌症有共同的特点就是只有癌肿长到一定大的时候,才会出现症状,肾癌也是如此,早期癌可以没有任何症状,只有在查体时发现,因此养成定期查体的习惯很重要,在工作中,大多数早期肾是在体检中发现的。早期肾癌经过治疗后可以长期存活。肾癌最常见的症状为血尿,血尿可以说是泌尿科最常见的最重要的症状，几乎涉及到泌尿科的疾病都有这一症状，而泌尿肿瘤，或者进一步说肾癌、输尿管、膀胱癌、前列腺癌，它们大多都是以血尿来就诊，肾癌的血尿特点与膀胱癌的血尿特点类似，都是肉眼可见、无痛、从排尿开始到结束都出现血尿。但肾癌的另一表现，经常是持续低热，偶尔也有高热，发热是癌组织出血坏死所致。肾癌可引发高血压发生，据统计肾癌有高血压者约占 10~37%。

2.4// 如何确定自己患有肾癌？

①当我们有血尿的症状时，有时可能伴有腰部不适，应到医院泌尿外科行 B 超检查，超声医生可以通过 B 型超声了解双肾的形状，大小有无肿瘤，可以很快给予我们一个结论。

②双肾 CT 检查：对于 B 超怀疑双肾有可疑病状时，医生可能建议我们需要进一步行双肾 CT 扫描，这是因为 CT 对肾癌的诊断准确率高，且无创伤，过程简单，费用不高，目前检查已经很普遍。

③其它特殊检查：肾动脉影，MRI 等不常用。一般经过上述检查大多数情况下可以发现我们是否有肾癌。

2.5// 如何对待肾癌？

肾癌目前最有效的治疗方法仍然是手术切除。一般切除的范围包括肾及周围的组织，肾上腺。手术方式主要有两种。一种为开手术，此为传统手术方式，切口可以在腰部，也可以在腹部，手术效果较好，危险不大。另一种为腹腔镜下肾癌根治手术，此为微创手术，手术通过 3 个在腹部打的裂孔进行，病人手术后恢复很快。

2.6// 如何预防肾癌？

有没有很好的方法来预防肾癌的发生呢？从目前的研究看，肾癌的发病原因还不清楚，也就是说肾癌的发生机制还不为人所知，可想而知我们对于如何预防也就知之甚少了，但吸烟，以及工业致癌物如亚硝酸盐、笨并比都是诱发因素，我们应该戒烟，尽量避免食用、接触以上物质。

镉与肾癌的发生也有关系，对于含有的器皿尽量远离，应保护好从事镉工业的工人，要对他们进行定期检查。

2.7// 肾癌与肾盂癌一样吗？

肾癌是肾细胞的恶性肿瘤，肾盂癌是集合管道上皮的肿瘤，通俗的表述就是，肾癌是肾细胞的肿瘤，而肾盂癌是输送尿液的管道产生的恶性肿瘤，所以二者在诊断、治疗、预后是完全不一样的。

2.8// 肾脏有良性肿瘤吗？

答案是肯定的，而且临床很常见的有，肾错构瘤、肾囊肿、肾纤维瘤等，此种肿瘤主要出现压迫症状，一般肿瘤大于 4cm，临床使用腹腔镜就可以把肿瘤摘除，小于 4cm 的良性肿瘤，定期复查就可。

第三节　肾囊肿

肾囊肿并不少见，随着 B 超、CT 等医疗设备的出现，肾囊肿的检出率明显增加。目前肾囊肿是泌尿外科最常见的良性肿瘤。有报告 50 岁以上成年人半数有肾囊肿。肾囊肿的发生率随着年龄的增加而增加，男性肾囊肿的发病率是女性的一倍。可以说衰老是肾囊肿发生的主要原因，肾囊肿是肾脏衰老的表现。

大多数情况下，肾囊肿是在健康查体时，无意中发现的。病人一般没有临床症状。肾囊肿一般生长很缓慢，当囊肿很大时，可能会引起腰痛、上腹部不适、恶心等症状。

囊肿多位于肾脏的表面，其大小不一，大者其容量可达数十升，囊肿内液体不是尿液，是清亮的浆液性液体，液体内含有蛋白、氯、胆固醇。肾囊肿是肾脏衰老的表现，它不会引起肾脏的恶变，也不会引起肾功能减退，更不会引起尿毒症、肾炎、性功能减退。

肾囊肿的治疗：囊肿小于 4cm 且没有任何症状，此时不需要任何治疗，仅通过观察、定期复查 B 超即可。当囊肿大于 4cm 且有症状时可以进行治疗。肾囊肿的治疗有两种方法，第一种方法是腹腔镜下囊肿切除术，此方法需要设备较多。第二种囊肿穿刺硬化治疗，它是将囊肿在 B 超引导下穿刺，吸净囊液，然后注射无水酒精，此方法最简单，创伤最小。但是，此法容易复发，同时手术后患者会出现醉酒表现。

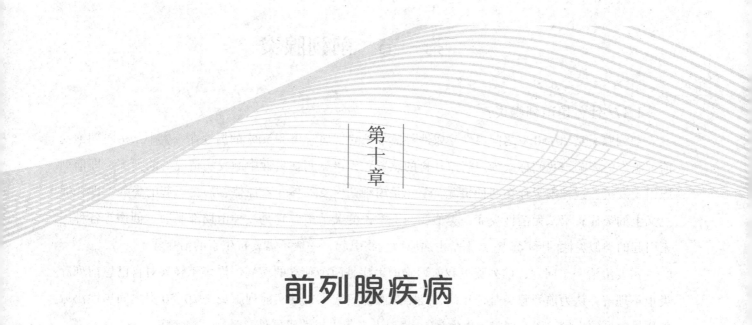

第十章

前列腺疾病

第一节　前列腺炎

1.1// 什么是前列腺炎？

前列腺炎是 20~50 岁之间男性泌尿外科最常见的疾病，几乎 50% 的男性在一生中某个时期饱受前列腺炎的影响，我们称之为"泌尿外科的感冒"，可见其在男性中的发病情况。前列腺炎即前列腺组织发炎，这种发炎存在两种情况，第一是由细菌、支原体、衣原体、病毒引起的炎症，即普通意义上的炎症；第二无菌性炎症，类似我们平常说的关节炎，它是一种由局部刺激，创伤等各种因素引起的类似炎性的反应，它并不是由病原微生物引起，一般不需要抗生素的治疗。

需要澄清一个问题，前列腺炎和前列腺增生症是两个独立的疾病，许多年轻人对自己患前列腺炎很不理解，认为前列腺炎是老年病，是不是医生搞错了，其实前列腺炎是 20~50 岁之间男性泌尿外科最常见的疾病，而前列腺增生症是 50 岁以上老年人男性泌尿外科最常见的疾病。

1.2// 患了前列腺炎有何表现？

前列腺炎的症状不典型，它主要表现为会阴部不适，痛，尿频，有排尿困难，尿分叉，尿末流白，睾丸痛，下腹、阴囊不适，阴茎痒等等，偶有早泄，腰痛但无血尿，无尿道口流脓。还要指出有极少数病人，由于前列腺炎的反复发作，而产生了不同程度的心理障碍，其主要表现为焦虑，对疾病的过度关注，厌世，对前列腺炎的恐惧等。

1.3// 前列腺炎的特殊性有哪些？

前列腺炎即前列腺组织发炎，这种发炎分两种情况，有细菌、支原体、衣原体引起的炎症，另一种为有无菌性炎症，此类炎症不是有病原微生物引起，而是类似我们平常说的关节炎，它是一种由局部刺激，创伤等各种因素引起的类似炎性的反应，一般不需要抗生素的治疗。

前列腺炎就其自然转归，自然病程来看，第一，它对病人的危害不十分严重，并不是像媒体的宣传上所说：前列腺炎如不及时治疗，不彻底治愈将造成性功能减退、阳痿、男性不育、前列腺癌等。许多人患有前列腺炎，但无明显症状，其本人也不知晓，这也进一步说明前列腺炎在某种情况下对病人健康的并无严重威胁。第二关于前列腺炎造成前列腺癌，从目前医学文献看，几乎不可能，也就是说前列腺炎和前列腺癌无相关性。前列腺癌是前列腺细胞的无限制增生、恶变，前列腺炎症一般不会引起前列腺癌。第三点：前列腺炎与性功能减退、阳痿、男性不育关系也不十分严重，在临床上，前列腺炎病人结婚生育的比比皆是。而由前列腺炎引起阳痿、性功能减退多数是因为患者心理因素所导致的，多数不会有器质性病变。

1.4// 如何知道自己患上前列腺炎？

首先，前列腺炎好发于中年人，有饮酒习惯，长期久坐不活动的人群，例如：司机，操作电脑人员。第二，长期禁欲和性生活过频也是诱发前列腺炎的原因。禁欲造成前列腺液淤积，不能排泄，容易诱发炎症。而性生活过频，前列腺经常处于充血状态，也容易诱发感染。

前列腺液的化验是诊断前列腺炎的最基本的手段，病人到医院，泌尿外科医生若怀疑你患上前列腺炎，一般要嘱咐病人采取一种体位，例如弯腰臀部抬起，医生带手套，将食指深入肛门，按下前列腺后，尿道外口将自然滴出前列腺液，将前列腺液置干玻片上，送化验室镜检，典型的前列腺炎的前列腺液为淡黄色，显微镜下可见大量的白细胞，有时也有红细胞，而卵磷脂小体减少。结合病人的症状一般可以诊断前列腺炎。

1.5// 如何正确对待前列腺炎?

目前社会对前列腺炎的关注程度，已经远远超过了前列腺炎本身，从各大媒体，我们随处可见治疗前列腺炎的广告，收音机中有关前列腺炎的对话，也是比比皆是，男性的话题似乎已经离不开前列腺炎，这种关注本人认为有点过热。许多男性本身可能没有任何问题，但由于听广播，看电视，报纸后，怀疑自已患了前列腺炎，再加上对前列腺炎不了解，到一些不正规的医疗机构看病，由于各种原因被诊断为前列腺炎，其实可能他的前列腺没有任何问题，我们把这种前列腺炎称为"人造前列腺炎"，它是由于人们对前列腺炎的恐慌，不了解所引起，这种情况比疾病本身更可怕，务必引起注意。在临床上有许多无症状性前列腺炎，病人自已不知道，偶尔在查体时发现，这也是佐证。

因此，我们首先要告诉大家，前列腺炎不可怕，对待前列腺炎的正确态度是：

①有前列腺炎，且症状明显应该到正规医院治疗，服药要正规。

②当出现前列腺炎症状时，要口服药物，症状好转后在医生的建议下停药。不需要因为担心前列腺炎复发而长期口服药物，特别是抗生素。

③前列腺炎就像感冒一样，前列腺炎出现就治疗，消失就停止，对待前列腺炎的复发，我们就像对待"感冒"一样，"感冒"我们一生可能要患上百次，但我们对感冒的恐慌却远远小于对前列腺炎的。

1.6// 前列腺炎有哪些类型?

诊断前列腺炎时，要排除病人是否患尿路感染，是否有副睾炎等等。

前列腺炎的分型：前列腺炎目前根据世界卫生组织的建议分为六型①急性细菌性前列腺炎。②慢性细菌性前列腺炎。③慢性非细菌性前列腺炎 / 慢性盆腔炎。④炎症性骨盆疼痛综合征。⑤非炎症性骨盆疼痛综合征。⑥无症状炎症性前列腺炎。应该指出，临床上80%以上的为非细菌性前列腺炎，而剩余为细菌性前列腺炎，其中以慢性细菌性前列腺炎多见，急性细菌性前列腺炎少见。

1.7// 前列腺炎能治愈吗？

由于前列腺炎很容易复发，许多病人经过反复治疗，甚至到各个医院，接受各种方法，但似乎都无发根治它，病人对治愈前列腺炎已丧失信心，发出了"前列腺炎能彻底治愈吗？"的感叹。就事实来讲仅通过几次治疗，来达到彻底治愈前列腺炎是不可能的，但就前列腺炎的一次发作，我们完全有信心治愈，但此次的治愈并不能代表前列腺炎永不发作，前列腺就像扁桃腺一样，我们知道当患"感冒"时，扁桃腺会发炎，通过使用抗生素我们完全可以治愈扁桃腺炎，但当再次发生"感冒"可能又会出现扁桃腺炎，但这次扁桃腺炎的发生并不能说明是上次的扁桃腺炎没有治愈所致。前列腺炎就同患扁桃腺炎一样。要想扁桃腺炎再不发生，就必须注意预防"感冒"，锻炼身体，保持身体足够强壮，来抵御微生物的侵袭。

1.8// 如何预防前列腺炎？

①养成良好的习惯，良好的生活习惯是预防前列腺炎的最主要措施。禁酒，酒是前列腺炎的主要诱发因素，特别是烈性白酒，对前列腺直接造成刺激，酒与前列腺关系最密切，不戒酒就根本上谈不上治愈前列腺炎。②久坐和长期骑自行车、摩托车也是诱发前列腺炎的主要因素。久坐、长时间骑自行车和摩托车可以使会阴部受压，而前列腺正位于会阴部上方，因此可以造成前列腺受压、缺血，进而缺氧诱发感染，很容易诱发前列腺炎的复发。③性生活过频或长期禁欲与前列腺炎也有密切关系，过频的性生活使前列腺长期处于充血状态，前列腺组织内的炎性介质大量释放诱发无菌

性炎症。长期禁欲后，前列腺内的分泌物不能有效排除，淤滞后也容易导致感染。已婚男性要保持有规律性生活。④辛、辣等食物对前列腺也有害，其原因主要是，辛辣食物容易刺激胃肠道，造成大便不畅，排便灼烧感等，它也间接刺激前列腺，因为前列腺位于直肠前，在老年人，肥大的前列腺反过来又可引起便秘。

前列腺内含有大量的锌，锌是前列腺分泌的，对生育有重要作用。当体内锌不足时，会影响精子的数量和质量。医学研究发现，缺锌与前列腺炎明显有关，所以我们在生活中要注意补充，海鲜类食物中的蚝、虾、蟹的锌含量较丰富，一只小小的蚝就几乎等于一个人一天的锌需要量（15mg）。

只要我们注意以上所说的因素，前列腺炎一定会远离我们。

1.9// 如何治疗前列腺炎？

前列腺炎的治疗比较简单，但容易复发。中医中药对前列腺炎的治疗有重大帮助，西药抗生素的应用也是治疗前列腺炎的重要手段。

1.9.1 前列腺的西医治疗

对于慢性细菌性前列腺炎应该首选抗生素治疗，一般选用在前列腺组织中浓度较高的抗生素，其中以左氧氟沙星、环丙沙星、阿奇霉素、美满霉素等最常用且有效。抗生素使用的时间最好大于4周。对于慢性非细菌性前列腺炎/前列腺盆底综合症的病人治疗应以哈乐、高特灵等 α 受体阻滞剂、非甾体消炎药、M受体阻滞剂,配合前列腺按摩,同时配合中医药治疗,目前治疗前列腺炎的中成药很多,比较有效的有前列欣胶囊、宁泌泰等。它可以明显改善病人的症状。

1.9.2 中医中药对前列腺炎的治疗

（1）单方验方

①猪小肚两个，生车前草 60g，小茴香 6g，水煎服，每日 1 次。

②丹参 30g，赤小豆 30g，水煎服每日 1 次。

③尿浊灵（仁存堂方）络石藤、红参、茯苓各 60g，煅龙骨 30g。为末，每日早晚以米汤送服 6g，可以党参代红参，或作汤剂煎服。适用于小便浊，日久不愈，反复发作，遇劳更甚，面色神疲，舌淡脉虚之证。

④黄芪茯苓散　黄芪 9g，茯苓 15g。每日 1 剂，水煎服，空腹服用。使用于气虚白浊。日久不愈，面白少气，疲乏无力者。

⑤黄芪 300g，赤小豆 30g，鲫鱼一条（约 250 克），水煎服，每日一次。

（2）中药坐浴法

①野菊花、苦生、马齿苋、败酱草各 30g，延胡索 15g，当归 12g，槟榔 10g，加水煎成 1500~200ml，温水坐浴 30 分钟，隔日一次。

②蒲公英 30g，白芷 30g，大黄 30g，甘草 10g，30g，上药煎至一盆，温水坐浴 30 分钟，隔日一次。

（3）中药薰洗法

①苦参、当归、蛇床子，金银花、蒲公英、黄柏各 20g，红花、甘草各 10g，煎汤薰洗会阴部，每次 30 分钟，每日一次。

②龙胆草、栀子、黄芩、黄波、生黄地、土茯苓、车前草各 20g，水煎后薰洗会阴部，每日一次，每次 30 分钟。

（4）中药热敷法

①中药四黄散或黄金散约 200 克，加开水和少许蜜糖搅匀成糊状，温热敷于下腹部每次敷 4~6

小时，每日 1 次，10 次为一疗程。

②当归 15g，红花 20g，赤芍 20g，桃仁 20g，白花蛇舌草 60g，刘寄奴 60g，金钱草 30g，土茯苓 30g，上药水煎滤液，配制成热泥，湿热敷于下腹部。

（5）中药敷脐法

①用大黄、姜黄各等份研末，每次 3~5g，加少许樟脑及食醋调敷脐孔，外用胶布固定。每隔 3 日换一次，7 次为一疗程。

②麝香 0.15g，胡椒 3g，上药量为一次量。先将麝香粉倒入脐内，再将胡椒粉盖于上面，外盖少许纸片，后用胶布固定，每隔一周换一次。

（6）针灸

针灸治疗慢性前列腺炎可根据几组症状的主次选取针刺穴位和运针手法，也可几组穴位配合选取。

①前列腺痛：针肾俞、三阴交、肝俞、委中等穴位，轻刺激，留针 15 分钟，每日 1 次，10 次为 1 疗程。

②泌尿系统症状：实证者常选用肾俞、膀胱俞、中极、三阴交；备用穴：次　、曲泉，中弱刺激，留针 15 分钟，间歇运针，每日 1 次，5 ~ 10 次为 1 疗程。虚证选用肾俞、关元、中极、膀胱俞等穴位，轻刺激，再用艾条灸，并针足三里。

③性功能障碍：阳痿者取穴：关元、三阴交、蠡沟、命门，可用艾条灸 3 壮。遗精者取穴：关元、三阴交、肾俞，隔天针 1 次，7 次为 1 疗程。

④神经衰弱：取穴内关、神门、安眠、足三里，轻刺激，每日针 1 次，留针 10 分钟。足三里穴可用灸法。

1.10// 前列腺炎患者如何进行饮食调养?

可用于慢性前列腺炎饮食治疗的药材与食物有赤小豆、桃仁、生地黄、海参、饴糖、山药、茯苓、红枣、杜仲、莲子、白果、芡实、小茴香、熟地黄、枸杞子、荞麦、丝瓜、粳米、车前草、黄芪、陈皮、冬瓜子、胡椒、芦荟、山楂、荷叶、薏苡仁、扁豆,以及乌鸡、鲫鱼、墨鱼、螺蛳、猪(羊)肾、水鸭、鹌鹑等。

第一部分

(1)赤小豆鲫鱼粥

鲫鱼一条,赤小豆50g先煮鱼取汁,另水煮赤小豆作粥,临熟入鱼汁调匀,晨起作早餐食之。

鲫鱼、赤小豆均具行水消肿利小便之功效,对于前列腺有保健作用。

(2)腰花杜仲

羊腰子(或猪腰子)一对,杜仲15g,盐葱调料适量。先将腰花切开,去皮膜,与杜仲同炖放入调料,炖熟取腰花。可作宵夜食之。

杜仲甘温而微辛,补肾而强壮筋骨,与羊肾同煮,可治肾气亏虚之白浊。

(3)桃仁墨鱼

桃仁6g,墨鱼1条。将墨色去骨洗净,与桃仁同煮,鱼熟后去汤,食鱼肉。可作早餐。

以墨鱼味咸而入于肝肾者,养血滋阴。二药相辅相成正,可活血化瘀而止白浊之功。

(4)生地黄蒸鸡

乌鸡一只,生地黄250g,饴糖150g,先将鸡去毛肠肚洗净,再将生地黄切成细丝与饴糖相合匀,放入鸡腹中缝固。置盆中用蒸锅蒸熟,不加五味佐料,食其肉。

乌鸡益精血,地黄滋养阴血,饴糖补中,相合则先天后天并补,可治疗肾精亏损的白浊。

（5）莲子茯苓糕

茯苓、莲子、山药、芡实各60克，熟地黄、山茱萸各20g，精面粉150g，核桃仁50g，枸杞子30g，食盐6g，峰蜜50g，糖适量。将莲子、山药、芡实、茯苓蒸熟捣烂与精面粉和匀，以熟地黄、山茱萸蒸浓汁代水和面，加白糖，食盐揉匀，铺于蒸笼布上，撒上核桃仁、枸杞子，按入面团上，再以蜂蜜淋面上，蒸熟即可食。

茯苓、山茱萸50g，枸杞子30g，核桃仁补肾填精；莲子、芡实、山茱萸又固精气，本方是治疗肾虚白浊较好的食疗方。

（6）酒炒螺蛳

螺蛳500g，酒适量。将螺蛳洗净，放入铁锅内炒热，加白酒、水适量，煮至余液将尽时即可，针挑螺蛳内蘸调料吃，并饮余下汁液。

螺蛳性味甘寒，功能清热利水明目，故可治湿热百浊。

（7）果莲炖乌鸡

乌鸡1只，莲子肉155 g，白果15g，糯米15g，胡椒3g，葱、姜、酱、盐各适量。

鸡去毛及内脏，洗净，在腹腔内放人白果、莲子、糯米、胡椒，封好，口朝上放入砂锅内加水及葱等调料，炖熟即可食。

乌鸡大补元气，强壮筋骨：莲肉、白果涩精止遗。败精流溢于外之精浊证效果良好。

第二部分　粥与饮

（1）海参粥

白米30~50g，海参15~20g。先将发好的海参切成小块，与米同煮作粥为常法。

晨起作早餐食之。

海参味咸偏温能润补肾脏，为补益精气之佳品。惟有邪热相夹者禁食' '

（2）丝子稻米粥

丝子 3g，粳米 50g。上二味加水适量常法煮粥，分 3 次温服。

丝子辛甘温，可补肝肾，暖腰膝，壮阳益精。为治疗肾阳虚衰，小使白浊的好方剂。主治小便混浊，自如泔浆，腰膝酸软，四肢不温，舌淡胖有齿痕，苍白，脉沉细弱。

（3）黄陈粥

黄芪 30~60g，粳米 60g，陈皮末 1g，红糖适量。先将黄芪煎汤去渣入粳米、红糖煮粥，后入陈皮末稍沸即可，早晚餐服食。

黄芪，甘微温之品，最能补气升阳健脾，因而重用之以为主药；粳米，亦可益气温中，健脾和胃；稍佐陈皮行气燥湿。所补而不腻，脾气得以复常，精微乃能转输，则诸证可愈。主治因脾虚气陷，约束无力，精微不注而成之白浊。见面色萎黄，体倦神疲，食少纳呆，腹胀便泻，舌淡脉虚诸证。

（4）茯苓粉粥

茯苓粉 30g，白米 30g，红枣（去核）7 个。先煮米几沸后放入红枣，至快熟时放入茯苓粉，用筷搅匀成粥或加糖少许。可作早餐或副食。

茯苓甘甜，益脾除湿，渗泄而止痢，加白米、红枣和胃益中气，凡因脾气不充、运化失调而引起的白浊症，可辅食之。若大便塘泻、畏寒、手足发凉者，可加入干姜 3 片同煮。

（5）山药粥

生山药 60g（去皮为糊），白米 60g，酥油、白蜜适量。将山药为糊后用酥油和蜜炒，令凝，用勺揉碎，另煮米成粥，放入苟药搅匀，亦可加糖少许。晨起作早餐食之。

山药甘平，为滋补脾肾之品，酥油甘平，有补益虚劳、润脏腑和血脉的作用；蜂蜜甘平，安五脏诸不足；益气补中，三品相合、实为补肾益脾之佳品。凡属肾之精气不足、脾失温煦而引起的男子遗精，白浊均可辅食之。

（6）丝瓜粥

鲜丝瓜嫩者1条，白米50g、白糖适量。

常法煮米做粥，未熟时放入鲜丝瓜（洗净切成粗段），等粥熟时去丝瓜，加糖。作早餐食之。

丝瓜甘凉，清热利湿解毒，可用以治疗湿热型之白浊。

（7）白果冬瓜子饮

白果10枚，冬瓜子3g，莲子肉15g，胡椒1.5g，白糖少许。用水煮熬后去渣，入白糖调匀，一日可饮2~3次，每次300ml。

白果既可除湿，又能收涩，长于缩小便，止白浊；莲子性味甘涩平，可养心益肾补脾而涩精止浊；冬瓜子善通利水道，祛湿化浊；稍佐胡椒温中下气，以利膀胱，诸药共伍，有固敛精气，利温化浊之效。本方对肾气不固，小便白浊及尿频者甚为适宜。

（8）芦荟淡瓜子饮

芦荟汁6~7匙，淡瓜子仁30枚。上二味，稍炖温，饮前服，日2次。

芦荟性苦涩而寒，能清热泻火，利水消肿，且能通利大便，使热邪从谷道分消；瓜子亦是利水佳品，二味合用，使湿去热除，诸证自消。用治湿热下注，集于膀胱，气化不行，无以分清泌浊，面见小便白浊，心烦发热之证。

（9）二山饮

山药50g，山楂100g。每日服一剂，滚水泡服频饮。

山药补气健脾固涩；山楂运脾消油脂积滞，使脾气健运，中焦通畅。用治脾胃气滞，脾失健运，精微下注之小便白浊如乳，脘腹胀闷，四肢酸软之证。

（10）荷叶汁

鲜荷叶不拘多少。用纱布绞汁，加糖调味。每服 30~50ml，日 2 次。

本方单用荷叶一味，苦涩性子；善于外发清阳；涩精利水。用治因肾虚失藏，小便清长或频数，尿后有糟丝流出，排尿不痛，或兼有面色少华，头晕目眩，腰酸肢冷等证。

第二节　前列腺增生症

2.1// 什么是前列腺增生症？

前列腺增生症是泌尿外科最常见的疾病，也是老年人易患病，它对老年人的健康带来巨大影响，它的发病率随着年龄的增大而增大，可以说 90 岁以上老年人几乎有 90% 患有此病。而 60 岁以上的老人，有 50% 有前列腺肥大，到 80 岁有 85% 以上老年人患前列腺肥大。

前列腺增生症也是男性特有疾病，因为女性没有前列腺，它的病理基础是前列腺组织的增生、肥大，压迫了尿道，而出现排尿困难，但是前列腺组织的增生、肥大又不是癌，它是一种良性肿瘤，它的增生是缓慢的、不是无限制的。

2.2// 患前列增生的原因是什么？

诱发前列腺增生的原因：雄激素是维持男性性征的性激素，它对前列腺的生长、发育也起到了

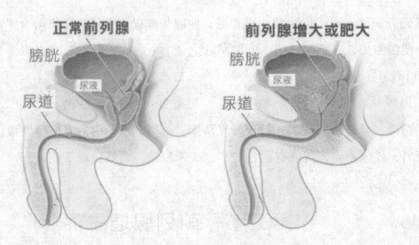

正常前列腺

膀胱

尿液

尿道

前列腺增大或肥大

膀胱

尿液

尿道

前列腺发病机理

作用。中年以后的前列腺增生症与雄激素有密切的关系。前列腺在我们出生时只有几克重，在青春期由于雄激素的大量产生和释放，前列腺开始生长发育，到20岁，前列腺发育成熟，其重量达20克，到45岁左右，由于各种原因，其中包括雄激素的原因，前列腺再次开始缓慢生长，当前列腺增长到影响我们排尿时，就出现了前列腺增生的症状。我国泌尿外科泰斗吴阶平院士研究清宫太监，发现太监没有前列腺增生的，这也说明雄激素的作用，但就雄激素作用的详细机制目前还不清楚。

2.3// 前列腺增生症如何影响我们的生活质量？

大多数男性一般不喜欢改变自己的生活方式，因为已经习惯的生活方式是根据自己的经历、爱好、工作习惯、文化等逐渐形成的，要想改变生活方式，一定要有足够的理由，因此当男性患前列腺增生症时，只要症状不明显，只要症状不影响到自己的生活方式，许多人是不会就诊的，他们往往把前列腺增生症引出的症状归于年龄大，器官衰老所知，但是在大多情况下不是这样的，是由于前列腺增生症疾病所致，目前我国前列腺增生的就诊率只有 30%，高发病率却对应的是低就诊率，说明前列腺的知识还不够普及。

严重的前列腺增生症，极大的影响了他们的生活方式，许多患有此病的老年人，他们在工作、旅游、办事前，常常要顾虑卫生间是否方便，尿频影响他们的工作节奏。再者，由于夜尿增多使老年人夜间很难有一个良好的睡眠，第二天很难有充沛的精力。第三，他们常常担心自己患前列腺癌，或者需要手术治疗，而处于忧虑中，因此自己的固有的生活方式很；难保证，出现令人烦恼的症状。

2.4// 前列腺增生症主要有哪些症状?

①间断排尿：排尿时断时续。

②排尿犹豫，病人到卫生间，不能立即排小便，需要等待一段时间。

③夜尿增多，Blanker 等报道夜尿与前列腺增生症有明显相关性。

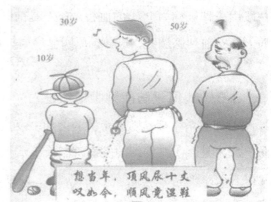

④排尿后，仍有憋尿感。

⑤尿流变细，排尿费力，这是前列腺增生症的主要症状。

⑥尿末滴沥，表现为排尿即将结束后，出现尿液滴沥。

⑦尿急，此症状在前列腺增生症病人中少见，表现为排尿便无法控制，有时在找不到卫生间时，便尿湿了裤子。

2.5// 如何确定患有前列腺增生症？

①你到医院后，医生根据你的症状、年龄，首先对你进行前列腺的肛门指诊检查，医生带手套，在手套食指表面涂上润滑油后，插入病人的肛门内，由于前列腺位于直肠前，医生可以感受到它的大小、形态、质地，增大的前列腺是光滑、质中，而前列腺癌是质硬，表面有结节的。

②在确诊前列腺增生症时医生常常需要对前列腺、膀胱进行 B 超检查以了解前列腺的大小以及排尿后膀胱内还剩多少尿。一般 B 超足以确诊前列腺增生症。

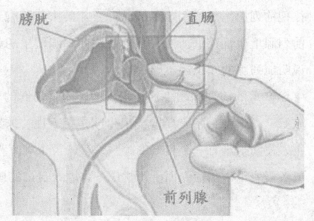

前列腺肛诊示意图

③医生在诊断前列腺增生症时，常常需要排除你是否患有前列腺癌，因这两者的症状很相似。一般用一种被称为 PSA 的血检，PSA 是前列腺组织分泌的一种蛋白质，称为前列腺特异性抗原，当病人患有前列腺癌时，这种抗原明显增高，而患前列腺增生症时往往不会增高。

2.6// 如何预防前列腺增生症？

前列腺增生症是随着年龄的增加，发病率逐渐增加，可以说是一个老年病，从目前看，很难预防。原因是：①其详细的发病机制尚不清楚。②从发病人口结构看，无显著特点，也就是此病除与年龄有关系外，与职业、高矮、肥胖、饮食习惯、人种无明显关系。③前列腺增生症也不是高血压、高血脂、糖尿病的并发症或后遗症，所以很难找到一个良好的方法来预防，但是我们也不要悲观、消极的接受它的来临。从流行病学调查来看，喝咖啡、饮酒、吃辛辣食物都会造成前列腺局部充血，可能进一步加重前列腺增生疾病的症状，所以应劝告老年人尽量避免饮酒、少吃辛辣食物，同时晚饭后要少喝水。根据本人的经验，中年后的性活动过于频繁，可能与前列腺增生症的发生有关，因此中年后要有规律的进行性生活，不宜过频，也不能没有。

2.7// 如何对待前列腺增生症？

当医生诊断我们为前列腺增生症后，我们首先不要惊慌，更不要为此烦恼，因为前列腺增生症在 60 岁以上的老年人中有一半以上有此病，它不是恶性肿瘤，目前有非常有效的方法治疗它。首先我们可以根据国际前列腺症状评分（I-PSS）了解一下我们的症状为多少分，再根据生活质量评分（QOL）了解一下我们的情况，一般症状评分在 1~7 分，生活质量评分为满意的，再经过医生评估后，一般不需要任何治疗，一般症状评分在 8~19 分，生活质量评分为不满意的，医生再根据我们的其他情况，可以进行药物治疗，有些药物只能改善我们的症状，却不能根除前列腺增生症。目前只发现了保列治（一种 5-还原酶抑制剂）可以缩小前列腺的体积，可减少 5 到 10%的手术率，可降低 3 %到 6 %尿潴留（不能排尿）发生率，它适用于不适合或不愿意手术而前列腺大很大的人。根据亚洲

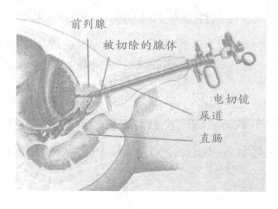

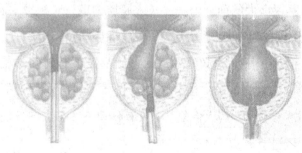

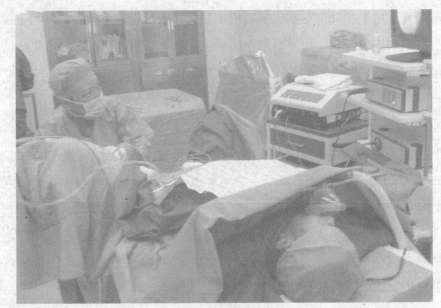

前列腺电切手术

泌尿外科协会秘书长、新加坡中央医院胡强达教授的研究，症状评分在 20 以上，有烦恼的症状，且B 超发现增大的前列腺明显长入膀胱内的，应积极手术治疗，因为这种情况以后很容易造成尿潴留，且可能对膀胱肾脏造成潜在威胁。目前有许多微创手术用于治疗前列腺增生症，例如各种形式的热疗，激光消融，射频消融；但它们都经不起时间的检验，只有经尿道前列腺电切是治疗前列腺增生症最可靠最有效的方法，它是将设备通过人的尿道插入到膀胱，将肥大的前列腺一点点刮除，此手术不需要开刀，病人恢复快，没有伤口，目前全国各地已经常规开展此手术；但对于前列腺特别大的，也可以进行开放手术。

2.8// 成年人前列腺大小？

正常成年男性前列腺体积为（4*3*2cm）。

2.9// 老年男性能排出尿液说明前列腺正常吗？

前列腺增生的最早期的症状是夜尿次数增加，随着病情的进展，逐渐出现进行性排尿困难，膀胱会出现残余尿，残余尿是尿不出来的，只有超声检查才能判断。还有一些老年人，膀胱已经充盈过度，自己没有感觉（一般多见于存在糖尿病、高血压、末梢神经病变的），尿液不自在流出，只属于充盈性尿失禁，此时应该留置导尿管。

2.10// 什么情况下前列腺增生需要手术治疗？

①下尿路症状已经严重影响生活质量，经过正规药物治疗无效或效果差。

②反复尿潴留（至少一次拔出导尿管后仍不能排尿或两次尿潴留）。

③反复血尿。

④反复泌尿道感染。

⑤膀胱结石的产生。

⑥继发性肾积水（伴或不伴肾功能损害）。

⑦前列腺增生患者合并膀胱憩室、腹股沟疝、严重的痔疮、脱肛等。

症状	无	少于1/5	少于1/2	约1/2	多余1/2	几乎总是
1、过去1个月排尿不尽感	0	1	2	3	4	5
2、过去1个月排尿后2小时内又要排尿	0	1	2	3	4	5
3、过去1个月排尿时中断和开始多次	0	1	2	3	4	5
4、过去1个月排尿不能等待	0	1	2	3	4	5
5、过去1个月感觉尿线变细	0	1	2	3	4	5
6、过去1个月感觉排尿费力	0	1	2	3	4	5
7、过去1个月夜间睡觉时起床排尿次数	0	1	2	3	4	5

图1　国际前列腺症状评分(I-PSS)

轻度：1—7分；中度：8—19分；重度：20—35分。

I-PSS 总分 =

对目前的排尿情况	非常好	好	满意	半数满意	多半数满意	不满意	很痛苦
得分	0	1	2	3	4	5	6

图2　生活质量评分（QOL）

QOL 总分 =

第三节　前列腺癌

3.1// 什么是前列腺癌?

前列腺癌在美国为老年男性最常见的癌症，每年因前列腺癌而死亡约 1 万人左右。我国是前列腺癌的低发区，但随着老龄化，以及经济水平和检测水平的提高，我国的前列腺癌病人也呈增长趋势。因此我们必须重视此病。前列腺癌就是前列腺内腺管上皮的恶变，它具有其它肿瘤的特性，又有自己的特点。

第一前列腺癌好发于 60 岁以上的老年人。年轻人，儿童几乎不发生此病，而且与前列腺增生症相似，年龄越大，发病的可能性越大。

第二前列腺癌生长缓慢，其自然病史，就是从前列腺的发生不经任何治疗到病人死亡的时间，一般是 10 年，这是此肿瘤的一个最大特殊性，在临床上，我们对于 80 岁以上的老年人早期发现的前列腺癌，目前不主张进行过多的治疗，就是基于此原因。

第三前列腺癌早期依赖于雄激素而生长，如果我们将前列腺癌病人的双侧睾丸切除，切断体内雄激素的来源，再给与对抗雄激素的治疗，病人可以长期处于缓解期。

3.2// 前列腺癌的有哪些症状?

早期前列腺癌几乎没有任何症状，到中晚期前列腺癌才出现症状，主要是由于前列腺癌生长压迫尿道所致，再者是前列腺癌转移到其它器官所引起的症状。其主要症状包括如下:

① 排尿无力，间断排尿

② 尿频，尤其在夜间

③ 排尿困难

④ 尿痛或排尿有灼烧感

⑤ 血精或血尿

⑥ 骨盆、臀部、会阴部隐痛

⑦ 射精痛

⑧ 转移到各脏器所引起的对应症状，如出现肺转移，则有咳嗽，气短等

3.3// 如何确定患有前列腺癌？

前列腺癌好发于60岁以上老年人，最常见的症状有排尿困难。表现为尿线变细、射不远。有的还会阴部不适，有尿频，尿痛。从症状上很难与前列腺增生区分开来。60岁以上老年人应定期到泌尿外科就诊。医生可以通过两项最基本最常见的方法筛查前列腺癌，医生经过肛门指诊，也就是医生戴手套食指插入病人的肛门中，于直肠前壁可以感受到前列腺的大小质地，患前列腺癌时，医生会感到前列腺表面有硬结，不光滑，此时应高度怀疑有前列腺癌。需要进行第二项检查，抽血查血中PSA，PSA大于4mg/ml为阳性。医生会根据PSA相关的数值来决定是否进行下一步有创治疗。如果肛诊前列腺表面有结节，无论任何PSA值，都应该进行前列腺部位穿刺，取一点前列腺组织进行病理检查，一般经过这一系列的检查，前列腺癌就可以确诊。

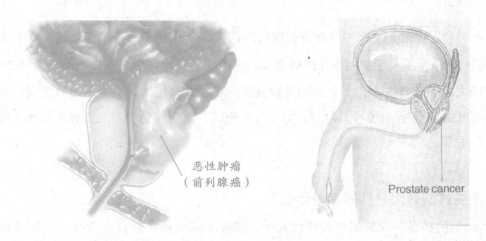

恶性肿瘤
（前列腺癌）

Prostate cancer

目前国际上对前列腺穿刺活检很重视。在新加坡已经开展在色谱，核磁共振的引导下三位成像前列腺，机器人引导下穿刺前列腺，此方法可以使前列腺癌的诊断率明显提高。但是我们也该有一个清醒地认识，不是前列腺癌诊断越早越好，其实对于年龄已经大于 80 岁老年人，前列腺癌的早期诊断已没有意义，反而会增加病人的心理负担。

在诊断前列腺癌的过程中，有几项检验被用于测定肿瘤和评估癌症的严重性，但这些检验往往只有 60% 到 80% 的准确性，例如，经过检查我们可能确定前列腺癌是局限在前列腺的包膜内的，有没有转移,扩散,在这一期在理论上是可以被治愈的。但实际上这种结论只有 60% 到 80% 的准确性，在另外的 40%~20% 的情况是误导医生错误地做出决定。

3.4// 如何对待前列腺癌?

从目前的研究成果看，对于早期的前列腺癌我们还不能找到一个让大家公认的最佳治疗方法，与其它癌症相比前列腺癌生长缓慢，根据美国家庭泌尿疾病杂志的统计，前列腺癌是唯一不直接导致病人死亡的癌症，也就是说许多患有前列腺癌的病人，不是死于前列腺癌而是死亡于其它疾病。由于这一原因，许多学者对于如何治疗前列腺癌出现了很多争论甚至有人提出不需要筛查前列腺癌。

在西方国家由于有 PSA 血检和良好的穿刺设备，已经普查出大量的早期前列腺癌，现代泌尿外协会主任委员 Whitmore 曾经说过人的衰老是不可避免的，前列腺癌患者大多数不是死于前列腺癌，而是其它老年病。

3.5// 医生对前列腺癌的困惑是什么？

在美国 80% 的接受治疗的前列腺癌病人中，实际上需要治疗的只有 20%，问题是医生如何正确选择，挑选出这 20% 的病人。对于局限在前列腺内的癌被认为是可以治愈，故利用一些有创伤性的治疗方法，如前列腺根治术，在理论上可以完全治愈在前列腺内的癌，但病人的实际情况有时是前列腺癌细胞已经扩散，创伤性治疗不会有效，反而会到来巨大的副作用，但是对医生在现代医学的发展水平下还不能完全避免此情况，我们只能进一步提高诊断的准确性，把握最佳的治疗时机。

3.6// 前列腺癌诊断的重要方法有哪些？

①肛诊

②血清 PSA 检查

③骨扫描，它是利用放射性核素扫描了解前列腺癌是否转移到骨。

④电子计算机扫描，就是我们通常说的 CT，它主要可以了解前列腺癌灶在前列腺及其与周围脏器的关系。

⑤ Gleason score，Gleason 指数是在显微镜下通过对癌细胞的观察，得出的细胞恶性程度，以及

浸润范围的指标。

⑥核磁共振（MRI）。能准确地分辨前列腺癌的大小，与周围组织关系，以及肿瘤的分期。

⑦其他方法，RT — PCR 方法检测前列腺的相关的 MIRNAs。

3.7// 影响选择治疗前列腺癌方案的因素有哪些？

对于一个前列腺癌的病例，医生如何选择治疗呢？什么样的治疗最可靠，最有效，最符合病人呢？在决定治疗方案时医生常需要考虑以下因素：

①病人的年龄和预期寿命。

②病人的身体条件，风险因素。

③有无合并症：如心肌梗阻，中风，糖尿病等。

④ PSA 的水平。

⑤ Gleason 病理指数，是通过活检抽出前列腺癌组织，在显微镜下进行评估后得出。

⑥是否有转移灶。

⑦肛门指诊：感受到前列腺的情况。

⑧ MIRNAs 数值的变化。

一般情况下医生根据以上因素，综合做出一个治疗方案，其方案有①观察②手术③放射治疗④内分泌治疗。

3.8// 治疗前列腺癌方案有哪些？

（1）观察

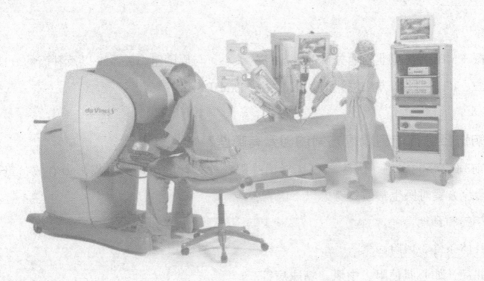

观察是密切随诊病人，但不给予病人任何治疗，直到病人出现症状，或病情有所变化时。这种措施常常被用于 70 岁以上患有早期前列腺癌和其他合并有严重疾患的。由于前列腺癌是一种生长缓慢的肿瘤，那些预期寿命短的人往往不会死于前列腺癌，过度治疗不会改善病人的生活质量，不会延长其生命。对于那些不能耐受治疗并发症的、身体条件很差也应考虑此法。

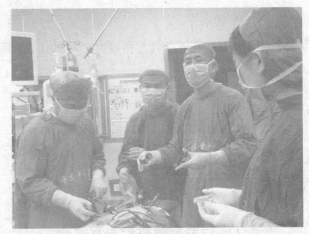

（2）手术

病人年龄小于 70 岁，身体条件良好，患有早期前列腺癌，可以考虑前列腺根治手术。

健康状况良好年龄小于 70 岁的早期前列腺癌应进行前列腺癌根治术。切除的范围主要包括整个前列腺、精囊以及射精管，根据病人肿瘤局部的情况可考虑行骨腔淋巴清扫。前列腺根治术有以下两种方式：

A、耻骨后开放的前列腺癌根治术

手术切口位于下腹部中正大约 10~15cm，前列腺，精囊和射精管被切除，目前国内大多数医院采用此方式进性前列腺癌根治。

B、机器人辅助腹腔镜前列腺癌根治术

此手术切除的范围与开放的前列腺癌根治术相同，但它是一种微创手术，不开刀，没有大的手术切口，手术是通过 5 到 6 个下腹部小孔，将腹腔镜和特殊仪器与机器人相连，人通过操作机器人将手术完成，目前是世界上最先进的手术方式，我国目前没有引进此机器人，在东南亚地区新加坡中央医院有唯一一台被称 Da Vinci 的机器人，新加坡中央医院泌尿中心主任郑畏三主任医师已经利用该机器人进行了 500 余例前列腺癌根治术，该手术最大的优点是创伤小，医生的手术视野很清楚，该机器为手术医生提供了三维立体高清晰度的手术视野，手术通过只有 5 至 6 个大约 1cm 的小孔进行，手术时间短，大约 3 小时，术后恢复快，住院时间短，应该说它是一种创伤最小，最有效的手术方式。目前我国很多医院已经开展了此手术。

C、腹腔镜下前列腺癌根治术

此手术目前比较成熟，手术方法如同达芬奇机器人，不过是医师直接操作手柄。

（3）内分泌治疗

目前临床激素依赖型的前列腺癌患者使用康士得、诺雷得进行内分泌治疗，或者手术切除睾丸也可以得到阻断雄激素的效果。出现激素抵抗的前列癌患者，我们临床使用阿比特龙进行治疗。

（4）放射治疗

目前临床主要主要是三维适形放疗（3D CRT），精准治疗，并发症较少，大部分中晚期患者都能耐受，效果肯定。

3.9// 前列腺癌的手术风险有哪些?

①在某些前列腺癌根治术后的病人中，偶尔会有尿漏，即尿失禁，一般情况下经三个月恢复可以明显改善。

②普通前列腺癌根治术后 100% 的病人术后发生阳萎，而保留前列腺神经束前列腺癌根治术，术后 30%~50% 的病人术后发生阳萎。

3.10// 放射治疗有哪几种?

放射治疗是利用高能 X 线毁损癌细胞，来达到治疗前列腺癌的目的，有以下几种方式：

①外照射治疗前列腺癌

高能 x-ray 从机器中发出，直接投照到肿瘤部位，一般至少需要 7 周的治疗时间，每次治疗时间仅几分钟，由于男性的解剖特点，X-ray 必需穿过皮肤，膀胱，直肠才能到达前列腺部位。

②三维适形放疗（3D CRT）

这是一种较新的放射治疗前列腺癌的方法，其特点是射线能准确到达病灶，很少会引起周围脏器的损伤。

③近距放射治疗

根据前列腺癌病灶的分布、大小，将放射源直接植入到前列腺内。这种方法免去了病人多次往返医院的麻烦，仅将放射源植入后即可，放射效果可靠，目前用放射性碘和钯作为放射源。

3.11// 放疗的不良反应有哪些？

出现放射性膀胱炎，表现为尿频、尿急、血尿多次放射治疗后，一旦停止放射治疗大多数病人症状可减轻，也有一些病人不能耐受放射治疗的，可以停止治疗一段时间的后，再继续治疗。另外放射治疗也可引起阳萎、尿失禁。

3.12// 什么是前列腺的内分泌治疗？

前列腺的内分泌治疗是利用激素类等药物阻断、干扰雄激素产生，或对抗雄激素的作用，从而阻止前列腺癌细胞的生长达到治疗目的。

前列腺癌细胞依赖于雄激素生长，如果阻断雄激素的作用，可以达到治疗目的。一种方法是将双侧睾丸切除，使体内几乎没有雄激素而起到治疗作用，第二种方法是注射促黄体释放激素的类似物来阻断雄激素的产生，起到与双侧睾丸切除相同的作用。再一种口服某些药物，如雌激素等来对抗雄激素的作用。

内分泌治疗副作用：病人可出现潮热、性欲减退、性功能减退以及烦躁等症状。

3.13// 前列腺癌的如何预防？

研究表明前列腺癌与性活动有关，性活动旺盛的人容易患此病，但还没有确切的证据表明控制性活动可以预防前列腺癌。

（1）酒与前列腺癌

　　2014 年 10 月国际癌症杂志网络版报道适量红酒可能降低男性患前列腺癌的风险。该项研究显示每周饮用 120 毫升的酒可减少患前列腺癌的危险性 50%，但研究发现酒精总摄入量与前列腺癌的危险性无确切的相关性。而啤酒或烈性酒的消费似乎能增加前列腺癌的相对危险性，该项研究所提供的信息并不是要鼓励原来不饮酒的男性开始饮红葡萄酒，而是建议有饮酒习惯的男性开始转向饮用适量的红葡萄酒。

　　（2）镉与前列腺癌

　　镉与前列腺癌的发生有关，碱性电池和香烟含有镉，因此戒烟和注意碱性电池的回收，防止污染环境，有利于预防前列腺癌的发生。

　　（3）男性的绝育手术与前列腺癌

　　男性的绝育手术，即双侧输精管的结扎会增加前列腺癌的发生率。

　　（4）饮食与前列腺癌的关系。

　　越来越多的研究表明饮食中热量，总脂肪，动物脂肪，牛奶，钙和红肉制品的摄入与前列腺癌的发生有关，其中世界卫生组织认定肉类和动物脂肪的摄入量是前列腺癌的明确危险因素，但任何单一营养成分在前列腺癌的发生发展中只能起到一定的作用。

　　如果每天摄入热量大于等于 10204 千卡，患前列腺癌的危险增加 115%。

　　许多研究证实摄入过多的脂肪可增加患前列腺癌的风险，中国人和日本人的饮食中含脂肪的量明显少于西方人，其前列腺癌的患病率也明显低于西方人，而那些迁移到欧美国家的日本人，由于饮食的西化，他们患前列腺癌的几率也开始增加，因此坚持限制脂肪的摄入量不仅是预防前列腺癌的关键，也是预防心血管疾病的重要措施。

　　多项流行病学研究显示前列腺癌的发生与芳香胺的摄入量呈正相关，而芳香胺的产生是在高温烹饪含蛋白质食物时，蛋白质变性所致，特别是在高温烹饪肉和鱼类时更容易产生芳香胺，因此用油炸的烹饪方式是不可取的。

鱼类富含必需脂肪酸如 $\Omega-3$ 脂肪酸，$\Omega-3$ 脂肪酸有抑制前列腺癌细胞生长的作用。适量增加鱼类的摄入能降低前列腺癌的发生率。

大豆在前列腺癌发病率低的东方国家传统饮食中占很重要的地位，而在前列腺癌发病最高的西方国家就相对显得次要。最近一项在我国进行的研究证实大豆对预防前列腺癌有显著意义。大豆是富含植物雌激素的食物，是异黄酮的来源。目前发现植物雌激素有6大类，有黄酮，黄烷酮，黄酮醇，异黄酮，木酚素和查尔酮，其中以异黄酮和黄酮最常见。1995年，世界上第一种含异黄酮类的保健食品在芬兰上市，几年内就风靡欧美和日本等国，经过大量研究，目前已经证实大豆异黄酮对人体具有多重保健作用。它有助于改善女性更年期综合症，具有抗氧化性，可以预防心血管疾病和骨质疏松症，预防与激素相关的癌症，特别是前列腺癌，前列腺癌细胞的生长是依赖雄激素的，而大豆是富含植物雌激素的食物，是异黄酮的来源，异黄酮可以对抗雄激素的作用，起到预防前列腺癌的作用。

饮绿茶可以预防前列腺癌，根据世界最具权威的杂志《癌症研究》报告，绿茶内含有一种叫绿茶多酚的物质，其有抑制前列腺癌进展和侵袭的作用。前列腺癌发生多见于50岁以上的男性，但前列腺癌孕育却在几十年以前就开始了，如果我们在年轻时有饮绿茶的习惯，很可能患前列腺癌的可能性将减少。研究表明即使每天饮用12杯以上的绿茶，也没有发现绿茶对人体有毒性作用。

番茄红素：番茄红素主要存在于西红柿和其它红色水果及蔬菜中。它是 $\beta-$ 胡萝卜素的同分异构体，能减低前列腺癌的发病风险。

3.14//PSA 能诊断前列腺癌吗?

前列腺特异性抗原（PSA）应用于临床可较早发现前列腺癌，但是，这些还不足以准确的对前列腺癌进行早期诊断与预后判断。再者，良性前列腺增生（BPH）、腺体的炎症、药物治疗、前列腺按摩、指检等，会直接影响血清 PSA 水平。另外，少数特殊类型的前列腺癌（如小细胞癌），其 PSA 水平大多正常。因此，PSA 水平不能完全检测和诊断前列腺癌，临床出现前列腺癌患者的漏诊或过度诊疗，造成不必要的痛苦及医疗资源极大浪费。但是，目前 PSA 仍是临床很重要的诊断指标，暂无更好的肿瘤芯片给予代替。临床确诊前列腺癌仍需要前列腺活检术给予确诊。

3.15// 前列腺癌目前最新研究是什么?

近年来研究发现，MicroRNAs 参与了前列腺癌的生物调控过程，MicroRNAs 是一个长度约 22 个核苷酸的非编码单链 RNA 分子。在肿瘤细胞中，MicroRNAs 对靶 mRNA 进行降解或抑制其蛋白翻译，从而发挥其生物学作用。由于不同蛋白质具有不同的功能，所以当不同 MicroRNAs 水平发生变化时就会看到不同的效应。而检测 MicroRNAs 代表了一种新的诊断工具，从而进一步阐明前列腺癌的发生、发展，以及以 MicroRNAs 为靶点的肿瘤药物治疗提供更有效的手段。因此，新的生物标志物，能够更准确预测肿瘤的发生、进展、预后。目前我科室承担青岛市科技局课题，通过实验结果，我们发现，MiR-205、MiR-141，MiR-1825，Let-7b、MiR-484 在前列腺癌患者血清、前列腺液中有着明显的临床意义。希望通过更进一步的研究，探求一种新的瘤标，从而应用临床，为患者减少痛苦。

第十一章

关爱老人

第一节　解读老年人失眠问题

1.1// 如何认识失眠？

失眠是指不能入睡或不能长时间睡着，或有对自己的睡眠不满意的感觉，如果在一月内每晚或大部分晚上都失眠就称为慢性失眠。是 2005 年年初的全球睡眠中国区调查结果显示，我国存在失眠的人口高达 42.5%，失眠已是一种十分常见的症状，在我国失眠已成为继头痛之后神经科门诊第二大常见症状，尤其在老年人中其发病率更高。

睡眠是一个复杂的生理过程，足够的睡眠是健康的保证，随着年龄的增长，每日睡眠的时间逐渐有所减少，婴幼儿所需睡眠时间最长，老年人一般睡眠较短。

由于老年人睡眠的时间短，其睡眠的结构亦发生一定的变化，主要表现为早睡早起，夜间睡眠浅而且容易醒觉，昼夜睡眠颠倒，对时差变化的适应差。应该指出老年人夜间睡眠减少，并不说明老年人睡眠的需要减少，而是其睡眠的质量的减退。

1.2// 老年人失眠的原因有哪些？

老年人失眠的常见原因：①年纪大睡眠能力衰减退，也是衰老表现，它与记忆能力，思维定向能力减退同出一辙，其主要原因还是脑细胞衰退，脑萎缩。②白天过多睡眠而出现夜间失眠的不良睡眠习惯。③不良的睡眠环境，如噪音，室温过低或过高。④多饮咖啡、浓茶和酒精等物质。⑤高血压是睡眠的大敌，高血压造成头痛，头晕等脑部症状，进而产生失眠。⑥.前列腺增生症或膀胱功能减退，老年人易患的前列腺增生症或膀胱功能减退，早期的主要表现为夜尿增多，夜晚尿频严重影响老年人的睡眠。⑦服用各种药物如氧氟沙星，氨茶碱等药物。⑧.睡眠习惯的改变。人每天正常活动周期是 7~8 小时的睡眠与 16~17 小时的清醒交替，而且、一般睡眠是与黑夜相一致，上三班的人由于昼夜倒班很难维持一个良好的睡眠习惯，失眠似乎是不可避免。⑨有将近 30% 的失眠者没有显著的原因。

1.3// 如何预防老年人失眠？

针对以上原因，首先老年人要认识到睡眠能力衰减退是一个自然衰老过程，不要因为失眠而产生焦虑，或者认为自己患上了严重疾病，这样反不利于失眠的治疗，从心态要平和，精神上要放松。焦虑和抑郁是失眠者的性格特征。第二，要养成早睡早起的良好睡眠习惯，白天尽量不要睡眠过多。第三，晚饭以后尽量不要喝水，白天应可多喝水，睡前养成解小便的习惯，这样可减少起夜次数，有利于睡眠。第四，午后要禁饮咖啡、浓茶和酒精等物质。第五，要积极控制血压，防止高血压引起的并发症。第六，老年人易患的前列腺增生症要积极治疗，早期可以用药物控制晚间的尿频，当前列腺增生症引起严重的排尿症状时要手术治疗。第七，尽量不服用氧氟沙星，氨茶碱等药物。确有需要应以白天服用为好。第八，要进行气功、太级拳等运动，这些传统健身运动对植物神经和大脑的睡眠中枢有良好的调节作用。第九，在情绪激动或遇到烦心事，睡眠确有困难时，应服用安定等镇静催眠药，不要由于担心成瘾而拒绝，估计有 25% 的美国成年人吃镇静催眠药以保证睡眠。大家一致认为服用镇静催眠只要剂量不大、用药时间短，服药是安全且不会成瘾的。

以上九条是解决失眠最好方法，这也不是针对老年人，它对失眠的男性和女性，青年老年都有效。

1.4// 睡眠时枕头的多高才适合?

枕头的高低在睡眠中有很重要的作用,合适的枕头可以让头部、躯干及四肢的肌肉充分放松,让呼吸保持通畅,进而使脑部、心脏血供正常,保证了睡眠的质量,那么枕头多高才合适呢? 俗话说高枕无忧,其实不然,枕头的高低要根据睡眠的姿势来调整,喜欢侧卧的人枕头的高度应与一侧肩高一致,这样脊柱不会出现侧弯,颈部肌肉处于放松状态,对于打呼噜的人侧卧是一个良好的睡眠姿势,它不会出现舌后坠,可以减轻呼吸道的阻塞。喜欢仰卧的人:可以让枕头呈中间底两边高,颈部着枕后,枕头中间被压缩后的高度应该小于自己的拳头高度,仰卧睡眠的人枕头不宜过高,过高的枕头使颈椎前曲加重,容易使气管成角出现打呼噜,恶梦,影响睡眠质量。

1.5// 如何去选择睡姿?

一般根据不同病症选择不同睡姿。

胃病是常见疾病,其典型症状是胃部灼痛、食欲减退和消化功能障碍等。对这些人来说,最好是朝右侧睡。从解剖学上看,胃大弯以及胃向右通向十二指肠,右侧睡有利于食物引流,有利于消化道内食物由上到下的顺畅运行。患有反流性食管炎病人最好也右侧睡,如果左侧睡,从胃内酸性液体会反流向食管的机会会大大多于正常情况,而且持续不断,容易引胃部不适,诱发失眠。

高血压患者最好平仰或侧卧。尤其要注意的是应选择一个合适高度的枕头,一般在15厘米左右为好。枕头过低会使脑部血流量增加,过高也会造成颈部不适。

肺气肿患者应该仰卧,并抬高头部,双手向前微伸,以保持呼吸通畅。患有肺结核的人则应该侧卧,有利于气管内存留的积血、分泌物咯出。胆结石患者宜右侧卧,以免左侧卧时,结石受重力作用脱落到胆囊颈部，引起胆绞痛。

脑梗塞患者宜仰卧，侧卧会在动脉已经硬化的基础上加重血流障碍。一旦颈部血流进度减慢，容易在动脉内膜损伤部位发生血栓。

心脏病患者睡眠以右侧卧位为好。因为心脏在左胸位置，朝右侧睡有利于静脉血回流入右心房，相应减轻心脏负担。若已出现心衰，可采用半卧位缓解吸困难，切忌俯卧和左侧卧。冠心病，有心绞痛者宜睡于15度倾斜的床上，头高脚低，使血液回流减慢，减轻了心脏的负荷。

1.6// 如何治疗失眠?

（1）中药治疗失眠

山东滕州闵庆霞医生用下述验方治疗失眠症，取得良好疗效，现介绍如下，失眠者可以在医生的指导下服用。

生地30克，百合30克，干草6克，茯神15克，忍冬藤15克，百子仁15克，侧柏叶20克，炒枣仁30克，律草30克，夜交藤30克，水煎服。

本方安神定志，滋阴补血，长期服用能使睡眠改善，对于失眠、多梦疗效最好。

（2）搓手有利于利睡眠

搓手是行之有效的传统保健方法，这一保健方法对睡眠也有一定改善作用。具体做法为：双手相互搓摩，摩擦手掌、手背、手指、手腕等部位，至双手发热。全息生物医学认为，手掌和第二指骨都是整个机体的一个缩影。中医认为：人体十二经络中，有六条经络，其中包括手太阴肺经、手厥阴心包经、手少阴心经、手阳明大肠经、手少阳三焦经和手太阳小肠经，这些经脉都巡行到手上。所以，经常搓手，能直接或间接地对全身各个脏腑组织器官进行按摩，从而有效地防治各种疾病。

其中失眠就是适应症之一，即使是没有失眠，也能改善睡眠。

经常搓手不仅可以改善睡眠，还能使手指灵活，促进手的血液循环，消除表皮衰老的角化细胞，改善皮肤呼吸，增加汗腺和皮脂腺分泌，从而使皮肤富有弹性，延缓衰老。

搓手保健可于每天早晚各进行一次，中老年人及女性更为适宜使用本方法来改善睡眠，健身驻颜。

第二节　骨质疏松

2.1// 何谓骨质疏松？

骨质疏松症是指骨内含钙减少，骨量减轻，骨的结构变的稀疏，脆性增加，容易发生骨折的一种全身性疾病。通俗的讲骨质疏松症就是骨骼脱钙，骨的强度减低。目前全世界患有骨质疏松症的病人超过 2 亿。在我国上海 50 ~ 60 岁人口中患骨质疏松症的为 25.9%，北京 21.3%。随年龄增大，骨质疏松症的发病率也明显升高。

2.2// 如何知道患有骨质疏松症？

骨质疏松症早期无任何症状，当骨脱钙达到一定程度时，可出现腰痛，疼痛性质为腰背部隐痛，许多人以为自己患有肾病或骨质增生，其实在老年人中由于骨质疏松引起的腰背部疼痛并不少见。当有些人出现胸腰椎骨折时，才发现自己患有此病。骨质疏松症病人容易出现骨折，特别是老年人，不慎摔倒，很容易引起大腿、胳膊、脊椎的骨折，应小心提防。

要想确定是否自己一定患有此病，方法也很简单，就是拍腰部 X 光片，X 光片可以告诉我们你的骨质含钙情况。第二种方法就是用仪器检测，目前有一种骨密度测定仪，可以明确测定出你的骨头内含钙的情况，能检查出是否患有此病。

2.3// 骨质疏松症的诱发因素有哪些？

骨质疏松症的原因是多方的，其中衰老、活动量不足、营养不平衡是主要原因。

①由于经济的发展，社会进步，现代人从事体力劳动的机会并不多，人们出门有汽车，上楼有电梯，上山有缆车，生活中的许多事情都被自动化了，连刷牙也有电动牙刷，所以说人的活动明显减少，而骨钙与人体活动量有明显关系，当骨骼处于负重状态时，才能有利于钙的沉着。航天飞机上由于宇航员处于失重状态，所以骨质疏松症是航天飞行要考虑的一个因素。许多瘫痪病人、严重的关节炎无法活动的病人几乎无一例外出现骨质疏松，因此活动少是骨质疏松症的主要诱发因素。

②膳食缺钙。由于饮食中钙缺乏，使血中钙浓度降低，人体为维持钙的浓度就要动员骨骼内的钙，因为骨骼是人体的钙库，当骨骼内钙大量丢失后，出现骨骼脱钙，发生骨质疏松。

③钙的排出增加。研究显示，每增加 1g 蛋白质的摄入，钙排出就相应增加约 10mg 左右，当饮食中蛋白质含量增高时，钙从尿中排出也增加，故长期摄入高蛋白，可能诱发骨质疏松症。

④其它因素。如内分泌紊乱。妇女绝经后，由于雌激素分泌下降，发生骨质疏松症。甲状腺功能亢进，肾上腺皮质功能亢进，也是骨质疏松症的诱发因素。

2.4// 如何预防骨质疏松症？

从病因上看骨质疏松症主要是活动不够，老年人应该加强运动，经常进行体育锻炼。平时应注意尽量不乘电梯，饭后注意散步，国外有资料显示：楼层高度与人的寿命有关，许多人每天上下楼被动进行锻炼完全可以预防骨质疏松症。

表常见食物中钙的含量（mg/100g）

食品名称	含量	食品名称	含量	食品名称	含量
人奶	34	木耳	357		
牛奶	120	干海带	1177	猪肉（瘦）	11
奶酪	590	紫菜	343	羊肉（瘦）	15
蛋黄	900	大豆	367	牛肉（瘦）	6
标准	134	豆腐	240~277	鸡肉（瘦）	11
标准米	24	青豆	240	虾皮	2000
小白菜	93~163	黑豆	250	带鱼	61
大白菜	61	豌豆	84	梅子鱼	60
油菜	140	蚕豆	93	鲫鱼	48
韭菜	105	腐竹	280	青鱼	29
发菜	767	花生仁	67	鳝丝	49
银耳	380	生杏仁	140	海虾	183
炒榛子仁	316	炒西瓜籽	237	海蟹	208
核桃仁	119	炒南瓜籽	235		
黑芝麻	2013				

食谱举例：骨质疏松症病人的饮食可参考下表进行

早餐	豆浆 275 克 富强粉 50 克
午餐	瘦肉 50 克 豆腐 200 克 粳米 150 克 虾皮 10 克
	菠菜 200 克 豆油 9 克
下午 4 点	橘子 220 克
晚餐	瘦肉 100 克 粳米 105 克 芹菜 50 克 生菜 150 克 豆油 9 克
糖类	285.3g(63.9%) 蛋白质 81.4g(16.7%) 脂肪 37.3g(19.4%)
	总能量 1726.1 千卡

2.4.1 合理膳食：

我国的饮食结构以植物食物为主，钙的含量低，人均日钙摄入量仅相当于中国营养会供给量的 50%，因此需要调整膳食结构增加乳腺制品、小米等钙含量较高的食品比例。

（1）补充适量的钙

一般情况下只要不挑食，正常进食，三餐的营养足够不需要额外补充钙，但实际生活中，不易做到完全合理的饮食，再加上青少年的生长发育期，老年人的更年期等因素，的确存在缺钙的现象。2 岁以前主要为骨的生长阶段到 40 岁以后骨的密度达到顶峰，并开始出现骨质丢失，所以对青少年，老年人要进行合理的补钙。1~14 岁儿童每日钙的摄入量应为 600~1000mg，14~16 岁应为 1200mg，16~18 岁应为 1000mg。市场上含钙的食品种类很多，选择时应注意钙的净含量。在摄入钙的同时也应注意维生素 D 的补充，一般鸡蛋，奶油，动物肝脏内含量较多，应注意食用，同时也应多到户外活动。多晒太阳也可以增加体内维生素 D 的含量，有利于钙的吸收。

对于已经有明显症状的（如腰背部痛等）病人，且 X 线片上骨已有明显的脱钙表现的应进行药物。目前治疗骨质疏松症的药物很多。如雌激素，降镁素，氟化纳，锶盐等，服用以上药物应在医生指导下进行。

根据中医理论，骨质疏松症是肾虚所致，目前用龙牡壮骨冲剂等中药治疗也有良好的效果。

（2）那些食物可以补充钙？

鱼、虾等水产品：鲫鱼、鲤鱼、鲢鱼、泥鳅、虾、螃蟹、海带、紫菜、蛤蜊、海参、田螺等。

肉类与禽蛋：鸡肉、羊肉、鸡蛋、鸭蛋、鹌鹑蛋、松花蛋、猪肉松等。

乳类和乳制品：牛奶、羊奶及其奶粉、奶酪、炼乳。

豆类与豆制品：黄豆、毛豆、扁豆、蚕豆、豆腐、豆腐干、豆腐皮、豆腐乳。

水果与干果类：柠檬、枇杷、苹果、黑枣、杏脯、杏仁、山楂、葡萄干、胡桃、西瓜子、南瓜子、桑椹干、花生、莲子等。

蔬菜类：芹菜、油菜、胡萝卜、萝卜缨、芝麻、香菜、雪里蕻、黑木耳、蘑菇等。

需要指出：食物保鲜储藏可以减少钙消耗，牛奶加热不要搅拌，炒菜多加水，时间宜短，切菜不易太碎。菠菜、韭菜、茭白含草酸较多，宜先用热水浸泡片刻以溶去草酸，以免与含钙食品结合成难溶的草酸钙。乳糖可贮留较多膳食钙，高粱、荞麦面、燕麦、玉米等杂粮较稻米、面粉含钙多，应适当吃些杂粮。

2.4.2　运动是预防骨质疏松症最好方法

下面介绍几种预防骨质疏松症的健身操：

第一热身：

运动前应进行一点准备活动，让肌肉、关节活动开来，以下是推荐的两种准备活动。①腰、腿内侧的准备活动：双膝轻度弯曲，弯腰身体前倾，前臂伸直向下，运动要缓慢进行，不要使用强力，活动 3 到 5 分钟即可。②跟腱、膝关节内侧的准备活动：两脚并拢站立，一脚向前迈出一步，同时将重心向前移动，然后，重心再向后移动，如此反复运动 10 下，再换另一只脚做相同运作，左右交替进行 3 到 5 分钟。

第二健身操

第一式：刺激骨骼，增加肌肉

①跳绳：体重过大的人，不要勉强进行，开始应每次 50 到 60 次为好，以后逐渐增加到每次 300 到 400 下，活动量要控制在身体能适应的范围内为最好。

②水平转体：身体站立，两脚分开与肩同宽，双臂抬起向身体两侧水平伸展，上半身向左右扭动，进行腰部肌肉锻炼不能只是靠自身的力量，使用哑铃效果会更好，一般手握哑铃活动即可。

第二式：活动膝关节，增加腿部的肌肉力量和关节的灵活性。

①蹲起运动：两脚分开，尽量站宽一些，双膝同时屈曲做蹲起运动。膝关节屈曲程度越深，运动强度越大。最初练习时，不要过度。有膝关节炎的人不适合此运动。②俯卧撑 老年人做普通俯卧撑比较困难，可以双手撑在桌子上以减轻负荷。

②双膝关节弧形运动：身体站立，双膝两脚并拢，双膝轻度弯曲，双手按在膝关节上，身体随膝关节做椭圆形运动，先逆时针进行 20 下，然后顺时针进行 20 下，如此交替反复进行 10 分钟。此运动可增加腰部、腿部的肌肉力量，是预防骨质疏松症好方法，但有膝关节炎不适合此运动方式。

第三式：活动髋关节，增加臀部、腿部的力量，预防骨质疏松症。

坐在地板上伸直背部肌肉，足尖上套上环状哑铃。将腿伸直上下运动，两腿交替进行，可以一边看电视，一边进行锻炼。初练时哑铃重量最好选择 500 到 1000 克重量为好。

第三节　关爱老年人的听力

3.1// 如何认识老年人的听力下降？

　　衰老是一个不可抗拒的自然过程，人体器官的老化是人衰老的具体表现，从医学研究看视觉、听觉、味觉是人体较早开始衰老的器官，听力的减退一般是从 40 岁开始的，首先是对高音的辨别能力下降，以后开始出现对低音听力也减退。据美国卫生中心统计，60 岁以上人中，听力减退者占 72%。我国是世界上老年人口最多的国家，目前究竟有多少老年性耳聋尚无确切统计，但就从医疗工作中可以感受到其发病率很高，但真正引起足够重视来就医的并不多，使用助听器的更少。进行性的听力下降是老年性耳聋的主要症状，其表现是首先听不到高音，如鸟鸣，鸡叫等声音，继而对语言出现听力下降，在说话时常出现答非所问。另一症状是耳鸣，表现为蝉叫样耳鸣，耳鸣发生频率逐渐增加，起初在深夜安静时出现，严重时白天也反复发生，但到 70 岁时，耳鸣开始减轻。

　　老年性耳聋的病理是中枢神经系统和内耳的衰退，患者不仅听力下降，而且语言分解能力也减退，严重者的直接影响交流，对老年人身心健康带来不利影响。

　　由于老年性耳聋不是一种直接影响人寿命的疾病，大多数人以为是自然现象，所以对于老年性耳聋，家庭和社会关注的不够。其实老年性耳聋对老年人的生活质量有很大影响，人到老年孤独再所难免，渴望与人的交流变得更为重要，听力的下降无疑给交流带来困难，使老年人更加孤独，抑郁。目前，抑郁症在老年人中发病率也很高，听力障碍也是其中的一个诱发因素，但就目前看，治疗老年性耳聋尚无有效的药物，'但我们可以做到提早预防，自我保护。我们知道不少百岁老人依然耳聪目明，显然老年性耳聋与人的体质、健康状况、自我保护意识有关。

3.2// 如何预防或推迟老年性耳聋的发生呢？

①减少不必要的噪音刺激，特别是在分贝很高的环境容易造成或加速老年性耳聋的发生，平时尽量不用耳机，看电视听音乐音量要适中。

②科学的饮食，均衡营养，忌三高一低饮食，即高糖高盐高胆固醇，低纤维素饮食。饮食应该清淡，以蔬菜，水果，小米等为主。多吃富含微量元素和维生素 C，E 的食物，少吃动物内脏保持心血管的通畅，使心、脑、肾血液供应良好，减缓重要脏器的衰老。

③积极防治老年性疾病，如高血压，高血脂，冠心病，糖尿病，对于高血压要一定控制好血压，使血压在 130/80mmHg 以下。对于糖尿病要控制好血糖防止减缓末梢神经病变的发生，应定期健康检查，不要讳疾忌医，有病早治疗。

④避免使用耳毒性药物，老年人对药物的代谢能力减弱，许多在年轻人身上为正常的药物剂量，而对于老年人则有可能引起包括听觉在内的脏器损害，尤其是老年人应慎用庆大霉素、链霉素，卡那霉素等氨糖甙类的抗生素。

⑤老年性耳聋与患者的心理、社会活动及全身机能有密切关系，平时应保持乐观的生活态度，合理的生活节奏，让自己的精神生活丰富，要心胸宽阔，保持心理平衡。

⑥坚持锻炼身体，每天做一些耳部的保健操，如日摸耳阔 80-100 次，以增加耳部供血供氧。戒除烟酒等不良的嗜好。

⑦发现有听力减退时及时治疗，可口服神经营养和血管扩张药物，如维生素 B，谷维素，尼莫地平等。中医认为，肾开窍于耳，听力的衰退是与肾虚有着密切的关系。老年人要多服用一些补肾的药物，如：六味地黄丸，龟龄丸，以及核桃粥，花生粥等对听力大有裨益。

⑧耳部按摩：按摩耳垂前后的翳风穴（在耳垂与耳后高骨之间凹陷中）和听会穴（在耳屏前下方，下颌关节突后缘之凹陷处）可以增加内耳的血液循环，有保护听力的作用，老年人亦每日早晚各按摩一次，每次 5~10 分钟。

3.3// 科学饮食防耳聋

在 65~75 岁的老年人中，耳聋的发病率为 60%，老年人耳聋大多为衰老表现，科学饮食对于预防耳聋有十分重要的意义。

①首先要限制脂肪的摄入。大量的脂肪会造成血液粘稠度增加，血脂增高，最终影响内耳的血液循环，导致内耳缺氧，听神经营养缺乏，使耳聋加重或诱发耳聋，因此老年人应少吃肥肉、猪肝、鸡蛋黄、奶油，油炸淀粉类食品也应少吃。③多吃富含维生素的蔬菜、水果。维生素缺乏，特别是维生素 D 的缺乏会使钙化固醇减少，使听神经发生退变、功能减退、听力下降。再者维生素 C 的缺乏可使红细胞硬度增加，脆性增加，红细胞在通过内耳微循环时，红细胞很容易发生破裂，造成内耳缺氧，听力下降，因此在平时应增加蔬菜，特别是萝卜、黄瓜、菠菜，多吃苹果、橙、香蕉、菠萝，同时也应注意补充核桃、松子、杏仁。研究发现锌的缺乏与老年性耳聋也有关系，因此要注意补充香菇、蘑菇、黑木耳等富含锌元素的食品。

③老年性耳聋的病人可适当吃一些鱼类食物，鱼类大多富含不饱和脂肪酸，鱼肉蛋白质的利用率达 85%~90%，能起到软化血管、降低血脂、预防耳聋的目的，特别推荐青鱼、银鱼、带鱼。

第四节 警惕老年人的突发病

4.1// 老年人突发疾病有哪些?

老年人由于身体素质较年轻人差,对疾病的抵抗能力弱,有许多疾病在平时没有表现,一旦发病,来势迅猛,如治疗不及时后果严重,所以当老年人出现急症时除拨打120急救电话外,在120到来之前可以进行一些院前急救,对争取抢救时间、控制病情可以起到至关重要的作用。

心血管疾病、骨折、尿潴留是老年人的三大急症。

4.2// 如何应对老年人突发疾病?

4.2.1 心血管疾病:

①心绞痛:心绞痛是冠心病的典型症状,冠心病突然发病时,典型表现为心前区阵发性疼痛,一般历时1~5分钟,病人有濒死感。心绞痛一旦发作立即停止一切活动,就地安静休息,并在舌下含服硝酸甘油1片,有条件可以给予吸氧,保持通风,解开上衣领口。

②急性心肌梗塞:病人近期可能有心绞痛发生,其主要症状为平静时突然出现心前区持续性剧烈疼痛,多半有冷汗、烦躁不安、恐惧、甚至昏厥,症状类似心绞痛,但较其严重。此时应让病人安静平卧,可给予安定和止痛药物,有条件可以给予吸氧,测病人血压,如果血压高可以舌下含化硝酸甘油1片,同时保持室内通风。

③心力衰竭:对患有风湿性心脏病、冠心病、高血压性心脏病、肺性病的老年人,如果出现气

短、心慌、呼吸困难、吐粉红色的痰，不能平卧时，应警惕心衰发生，此时让病人半卧，两足下垂，安静休息，有条件应给予吸氧、测血压，尽快联系 120 救护车，家属对治疗方法比较熟悉的，可以先按老方法服药，同时一定要注意保持病人的呼吸通畅，室内要通风，不要急于给病人饮水、进食。

4.2.2 脑中风：

对患有心脏病、高血压的病人，如果突然出现口角歪斜，肢体瘫痪、语言不清、大小便失禁等症状，很可能发生了脑中风，也就是常说的脑溢血或脑梗塞。此时应让病人卧床，不要急于搬动。测血压如果发现病人血压很高，可以给病人舌下含服心痛定一片。在搬动到医院的途中一定要避免严重的颠簸或由于病人烦躁而摔伤。

4.2.3 骨折

老年人由于有骨质疏松，可能很轻微的损伤就会发生骨折，特别是在下雪、下雨天，更容易诱发骨折，其中最常见的骨折为股骨颈骨折，腰椎压缩骨折。当老年人跌到或被冲撞后出现①活动受限。②四肢形状异常。③局部有明显水肿。一般很有可能发生了骨折。一旦骨折千万不要活动，以免骨折的断端刺伤血管、神经加重损伤，此时可用棍棒将骨折肢体稍加固定，固定物要长出骨折部上下两个关节。对于腰椎、胸椎的骨折，搬运病人时要保持病人处于水平位，不要使脊柱有弯曲，以免进一步损害神经，最好的方法是用木板等较硬较平的物体抬送病人。

4.2.4 急性尿潴留

由于老年人大多数都存在前列腺增生，当出现"感冒"、服用某些解痉药物、饮酒、情绪不佳时，有时会突然出现不能排尿、下腹部胀痛难忍，此时很可能已经发生了急性尿潴留。对急性尿潴留①不要在家里等待观察，一般一旦发生急性尿潴留不可能再自行排尿，需要到医院治疗。②不要再饮水，饮水只能加重急性尿潴留，加重下腹部胀痛感。③到就近的医疗机构行留置到尿，所谓"留置到尿"

就是给病人插到尿管后保留导尿管，不要马上拔除，因为一旦发生尿潴留，病人的膀胱就已经出现损害，应保留导尿管让膀胱处于休息状态，一般在一周后可考虑拔除导尿管，但最好到泌尿外科就诊后，让泌尿外科医师为您做一次体检后再拔除。

急性尿潴留后，如果导尿后立刻拔除导尿管，很可能会在短时间内再次发生急性尿潴留，所以一般留置导尿管最少也要3天以上，然后到泌尿科就诊后，再由医生决定是否拔除导尿管。

4.3 // 如何缓解手术后的不适？

疼痛：当病人经过手术后，特别是大手术，当麻醉作用消失后，人会开始感觉手术"刀口"痛，一般情况下术后的24小内最剧烈，喷嚏、翻身都会增疼痛的程度。每一个人的痛觉敏感不同，在手术后1～2日医生视疼痛的程度会给病人注射止痛针或口服止痛药。

发热：术后病人都会有不程度地发烧，一般不会超过38.5度，正常情况下其温度的变化幅度在0.5—1度。小于38.5度的发烧是体内的吸收热，一般经过3天后会自动消退。如果病人术后可以进水，通过饮水可以减轻发烧的程度。

恶心呕吐：手术后恶心呕吐最常见原因是麻醉反应，此时应让病人头侧向一边呕吐，防止病人误吸引起窒息，待麻醉作用消失时即可停止，一般术后24小时后自然消失。但当病人恶心呕吐加重，且24小时仍不好转，要及时通知医生寻找原因，当病人伴有糖尿病酸中毒、脑内压增高时也可发生恶心呕吐，切莫以为麻醉反应而忽视。

腹胀：手术后腹胀一般是由于的空气积存在于胃肠腔内过多，且腹部手术或其他部位的大手术后使胃肠功能受到抑制所致。一般情况下随着手术反应的逐渐消失，胃肠的蠕动功能的恢复，肛门排气后腹胀可自行缓解。当腹胀出现后，要禁饮食，早恢复活动，促进胃肠的蠕动功能的恢复正常。

若手术后 3 天仍不排气，要查找可是血钾过低。对于术后严重的腹胀，并伴有腹部绞痛时要警惕是否有肠梗阻的发生。

呃逆：呃逆（打嗝）手术后不少人可发生呃逆现象，呃逆的发生与神经中枢或膈肌直接受到刺激有关。呃逆一般是暂时性的，个别病人为顽固性的，通过按压眼眶上缘可缓解。顽固性的呃逆应报告医生给予治疗。

病人不能排尿，出现尿滞留：老年人多见，特别是有前列腺增生者。尿潴留多发生在盆腔、会阴部手术之后或全身麻醉作用尚未消失之前，病人的排尿反射受到抑制、切口疼痛引起膀胱和尿道括约肌反射不协调，此外病人不习惯于床上排尿等也是发生尿潴留的原因。发生尿潴留应报告医生，进行处理。术后尿潴留预防：首先术后如果有尿意要及时排尿，不要因为怕痛而延缓排尿，这样做会导致膀胱过度充盈而出现尿滞留。其次术后不要急于大量饮水，待病人能自行排尿后再饮水。

第五节　老年人护理

5.1// 什么是老年人护理?

老人护理即是诊断和处理老人现存的或潜在的健康问题的反应。比如老人心理健康、各种疾病的护理。时下，老年人保健主要是药物、健身，很少有人考虑心理健康问题。但现实生活中很多老年人由于长期缺乏与人沟通，易产生孤独、自尊感不强和老而无用的感觉，牢骚越多越影响心理健康，也不懂得如何调整自己的心态。

5.2// 老年人性格为何变得古怪?

生活中常有这样一些老人：在到达一定年龄段或生活中发生了某种变故之后，他们的脾气和行事的方法变得"古怪"起来，有的开始脾气暴躁、性情孤癖、固执；老人开始变得"古怪"，这并不是他们要存心招人讨厌，而是由老年人特定的生理和心理因素造成。人至暮年，机体各部分都开始明显地呈现出老化的迹象，有些老人还不得不终日忍受着病痛，这使他们的脾气无可避免地要变得暴躁一些，有些老人看到和自己相处了几十年的同志，友人中不断有人辞世，也不禁会想起自己在人世间的日子已十分地有限，部分老人开始变得孤僻和消沉，则是因为自己的来日无多而想到了人生的苦短，和做人的"没意思"。膝下的儿女在这种情况下如果不能对老人多一分关心和体谅，反而对其有所嫌弃，就会给老人悲凉的心境多浇上一盆冷水，让他加倍地感觉到生活的残酷。所以说对"古怪"的老人加以体谅和善待，这是十分必要的。

对于"古怪"的老人，晚辈不仅要在生活上给予无微不至的关照，在心理和情感上也要给予必要的抚慰。要陪老人多拉家常，多散心，并要注意多尊敬老人，千万不可随意批评和顶撞，为了养育儿女，父母的一生经历了数不清的艰辛，当他们人至暮年时，别说所表现出来的"古怪"是有情可原的，就是确有无理取闹、耍小孩子脾气之处，做晚辈的也应多加忍让，而不可在老人面前造次。

5.3// 老年人的心理需求有哪些?

重视和理解老年人的心理智特点，解决老年人的正常心理需求，对稳定老年人的情绪变化、健康长寿有很重要的意义。老年人常见的心理需求有：

健康需求。这是老年人普遍存在的一种心理状态。人到老年，常有恐老、怕病、惧死的心理。

工作需求。退休的老年人大多尚有工作能力，骤然间离开工作岗位肯定会产生许多想法，希望再次从事工作，体现自身价值。

依存需求。人到老年，精力、体力、脑力都有所下降，有的生活不能完全自理，希望得到关心照顾。子女的孝顺，将会使他们感到老有所依。

和睦需求。老年人都希望自己有个和睦的家庭环境，不管家庭经济条件如何，只要全家和睦，邻居关系融洽，互敬互爱，互相帮助，老年人就会感到温暖和幸福。

安静需求。老年人一般都喜欢安静，怕吵怕乱。有些老年人就怕过星期天，这一天子女、儿孙都来了，乱哄哄地度过一天，对老年人来说，这样的星期天是"苦恼的星期天"。

支配需求。老年人原来多为一家之主，掌握家中的支配权。但由于年老后社会经济地位的变化，老年人的家庭地位、支配权都可能受到影响。这也可能造成老年人的苦恼。

尊敬需求。老年人离开工作岗位可能会情绪绪低落，如果得不到尊重，就会产生悲观情绪，甚至不愿出门，长期下去，则会引起抑郁和低沉，为疾病埋下祸根。

求偶需求。老年人丧偶后生活寂寞，子女照顾也非长久之计，所以子女应该支持老年人的求偶需求。

5.4// 老人腹泻护理要点有哪些?

老年人消化功能减弱，抵抗力降低，夏秋季容易患肠道疾病引起腹泻，如急性肠炎、急性菌痢等。传统观点认为，腹泻时肠黏膜充血、水肿甚至溃烂，应当让肠道"空一空"，休息 1 ~ 2 天，这时禁食可减轻胃肠负担。其实，这种认识是错误的。因为人在腹泻时，会丢失大量水分和无机盐，禁食会导致人体能量不足，需要分解肝糖元、脂肪、蛋白质来维持血糖浓度。老年人营养不良比较普遍，临床统计资料表明，60 岁以上的老人中，20% 左右患有营养不良；70 岁以上的老人中，约有 40%

患有不同程度的贫血。营养不良的人没有足够的糖、蛋白质、脂肪在体内转化为葡萄糖来维持血糖浓度，当血糖低于每升 3 毫摩尔时，病人就会出现出虚汗、心悸、乏力、头昏、面色苍白、晕厥等一系列低血糖反应，有的甚至还能诱发心脑血管意外而危及生命。此外，腹泻时禁食还会引起体内营养素缺乏，延缓肠道病变的修复，从而减少对营养物质的吸收利用，形成恶性循环。

因此，腹泻时不但不能禁食，还应适当补充一些营养丰富而容易消化的食物，如藕粉、鸡蛋面糊、豆浆、细面条、豆腐脑、大米莲子粥、小米粥等，并应做到少食多餐、细嚼慢咽，以利营养素被机体消化吸收。老人腹泻时常有不同程度的脱水，因此，还应鼓励病人多喝淡盐开水、菜汤、米汤等，以补充损失的水分和无机盐，维持体内酸碱平衡，促进早日康复。

5.5// 老人冬夜为什么抽筋？

一些体弱的老人常在夜里发生小腿抽筋，疼痛难忍，有时一夜抽好几次，导致夜不能眠。

医学研究认为，夜间小腿抽筋一般是由于人体血清钙离子浓度下降，使神经和肌肉兴奋增高所致。而寒冷刺激、熟睡长时间下肢弯曲、突然伸腿等，往往又是诱发小腿抽筋的外因。预防和治疗低血钙引起的抽筋，主要有如下方法：

膳食要注意选用含钙量高而又有益于营养平衡的新鲜食品，如奶类（在临睡前喝一杯牛奶有明显疗效）、吃些豆制品或虾皮、麻酱、海带等也可以补充人体的钙质。也可以在食品中适量添加骨钙粉、碳酸氢钙等。还可以在医生指导下服用葡萄糖酸钙片、钙素母、乳酸钙等含钙药物。注意多吃一些含维生素 D 的食品。

在寒冷的季节，衣服不能穿得太少，被子要保暖，不能让腿部受凉，睡醒时伸腿动作不要太快太猛。

5.6// 老人吞咽困难护理要点?

高龄老人或者脑血管病患者常会出现吞咽困难的现象,许多老人因此吃不好,非常难受。造成吞咽困难的原因主要有以下3种:第一,牙齿咀嚼功能障碍;第二,脑血管疾病造成假性球麻痹;第三,合并疾病,如抑郁症、老年痴呆症等也会造成老人吞咽困难。

在护理吞咽困难的老人时,要注意以下几点:

①进食时老人注意力要集中,不能一边吃饭一边看电视。

②尽量保持坐位,或半卧在床上,身体与床的夹角为60度以上。

③饮食应在固体、糊状物和液体之间进行调整。清水或固体块状食物最易导致吞咽困难。所以,要将固体食物弄碎后再喂给老人吃。清水也不能直接给老人喝,应加入无糖藕粉、杏仁霜等黏稠剂,让清水变得黏稠后才能让老人喝。

④食物要一勺一勺地喂给老人吃。严重的病人,要进行"空吞咽",即让老人吃一口,咽一口,再空咽一口,然后再吃第二口。要确定病人两颊之内没有食物,才能喂第二口。

吞咽困难严重的老人,可去医院做吞咽功能康复训练。如家人发现老人出现吞咽困难的症状,应尽早带老人到医院就诊,以确定其严重程度。

5.7// 高血压的护理要点有哪些?

①休息。按病情而定,注意劳逸结合,保证睡眠,避免过度紧张及劳累,适量活动,有心、脑、肾功能障碍患者须卧床休息。

②饮食。适当控制钠盐摄入,每天限摄取5克;低饱和脂肪、低胆固醇饮食;多吃含维生素的蔬菜和水果;避免刺激性食物;肥胖者应节制饮食;禁烟酒。

③心理。了解患者思想，使之对高血压有正确的认识，既要知道高血压病的可治性和治疗的长期性，又要知道高血压病并发症的危险性和可防性，使患者消除顾虑，加强自我控制能力。

④按医嘱服用抗高血压的药物。

⑤注意病情的观察。若出现剧烈的头痛、呕吐、视力模糊、心悸、气促、肢体功能障碍等现象及时去医院诊治。平时每天测量血压 1~2 次以便了解病情。同时要观察服药后的不良反应。

⑥适当进行锻炼，如太极拳、气功、散步等。

⑦定期门诊随访。

5.8// 冠心病的护理要点有哪些？

①休息。避免过度劳累，根据病情可适当活动，以促进心脏侧枝循环建立和改善储备功能。心绞痛时静卧休息；心肌梗死者第一周绝对卧床休息，一切由护理人员协助，第二周可自行床上活动，无并发症者第三周后在护理人员帮助下可下床在室内慢慢行走。

②饮食给予低动物脂肪、低胆固醇、少盐低热量和适量蛋白质食物，应少食多餐，不宜过饱。戒烟酒，避免刺激性食物。急性心肌梗死须食清淡、易消化半流质饮食。

③保持大便通畅。避免排便用力，以防因腹内压急剧升高，影响心功能。两天不排便者给予润肠或缓泻剂。心肌梗死者禁忌大量不保留灌肠。

④心理。患者常有恐惧、沮丧的心理反应，应给予心理支持，增加安全感。

⑤病情观察。心绞痛的发作频率和程度，有无休克、心律失常及心力衰竭。有无其他并发症（栓塞、室壁瘤、猝死）。观察药物不良反应。

⑥按医嘱用药。

⑦避免诱发因素如劳累、激动、过饱、寒冷等。

⑧随身带保健盒

⑨定期门诊随访。

5.9// 慢性支气管炎的护理有哪些?

①慢支有发热、呼吸困难者需要卧床休息。

②注意避免尘埃、烟雾及刺激性气体，室内应温暖，空气不宜干燥。

③鼓励进食高蛋白、高热量、高维生素易消化饮食，以补充体能消耗，同时保证水分摄入，以利痰液稀释咳出。

④观察咳嗽的性质、时间及与体位的关系，注意痰液的性质、气味和量。

⑤鼓励咳嗽（深吸气后再咳嗽）、咳痰，痰液粘稠者可用蒸气吸入，超声雾化药物吸入，使痰液稀释，并可轻拍背部促进排痰（叩背方法常采用"背拢掌空"式叩击法，由外向内，自下而上，轻轻叩击），必要时可作体位引流。

⑥呼吸困难者给半卧位，氧气吸入。

⑦观察并发症，如自发性气胸、肺心、呼吸衰竭等。

⑧按医嘱应用化痰止咳药及抗生素。

⑨肺气肿患者嘱呼吸功能锻炼，训练腹式呼吸。

⑩提高机体耐寒抗病能力，如户外活动，擦冷水面等。须戒除吸烟习惯。

⑪规律性温水洗脚，加入适量的竹醋护足液，更好促进血液循环。提供抵抗力。

5.10// 糖尿病的护理要点？

①饮食。饮食的控制和调节是糖尿病治疗的基本措施。目的是减轻胰岛负担，有利胰岛功能恢复。饮食应根据病情、身高、体重、劳动强度和有无并发症等因素调节。在饮食控制同时需要全面掌握患者进食。

a. 如治疗饮食不够，可增加三煮蔬菜和其他高纤维素食物充饥

b. 治疗饮食有剩余，则要与医生联系，扣除降糖药剂量。

c. 如果要吃甜食，可用木糖醇调味。

d. 要吃水果，必须扣除主食热量。

②休息。生活要有规律，充足睡眠，劳逸结合，如重症和有严重并发症者须卧床休息。休息能减少能量消耗，对大脑有保护性抑制，有利于康复。

③皮肤、口腔护理 可预防感染，由于糖尿病的高血糖及维生素 B 代谢紊乱，可导致皮肤干燥、瘙痒。故应经常用温水擦洗；有末梢神经功能障碍，故对热感觉不敏感，易引起烫伤；口腔有异味，需加强口腔护理。

④衣着、鞋袜要宽松，防止趾端坏疽。

⑤心理护理。因糖尿病是终身疾病患者易出现焦虑心理问题，必须认真做好病情解释，使患者认识本病是可以控制的。可展望先进治疗方法，以增加治疗信心，以取得合作，有利疾病治疗。

⑥按医嘱定时用药，并观察不良反应。

⑦严密观察病情。

a. 没餐前或留段尿测尿糖，定时测血糖。

b. 观察酮症酸中毒、低血糖等征兆，一旦出现及时就医。

c. 观察并发症，如感染、肢体坏疽、白内障、冠心病等。

d. 嘱患者随身携带疾病诊断小卡，以免发生意外时可以及时作相应处理。

要定期门诊随访。

5.11// 老年性痴呆的护理要点有哪些？

① 要重视情感的交流，主动接近老人，多说亲切的话语，做些爱抚的 动作，使老人感受关爱和温暖。

② 加强防护，防止意外，不要让老人单独外出，在口袋内放置或在衣服上缝上带有姓名、地址、联系电话的安全卡。不要接近有危险物品，如刀刃、火、药物等。

③ 合理安排日常生活 因老人的自理能力差，需要生活上给予体贴入微的照顾。

④避免各种负面的心理刺激，鼓励用脑锻炼。

⑤按医嘱用药，可以延缓老年性痴呆病情的发展。

⑥对卧床不起的老人须加床档，每 2 小时翻身一次，预防褥疮，定时进行肢体被动运动以防肌肉萎缩及关节僵直。

5.12// 老年人生活中注意事项有哪些？

一忌吃得过饱。老年人胃肠消化功能减退，吃得过饱可致上腹饱胀，影响心肺正常活动。加之消化食物时大量血液集中到胃肠中，导致心脑供血相对减少，容易诱发心肌梗塞和中风。

二忌贪杯狂饮。饮酒过量可使血管扩张、血压下降诱发心绞痛，或由于血压突然升高，引起脑溢血。

三忌饮食过咸。吃盐过多，会增加循环血量、老人肾脏排钠功能减弱，可导致血管收缩、血压升高和心脏负荷加重，甚至诱发心力衰竭。

四忌睡弹簧床。睡弹簧床使老人身体中段下陷，虽然身体上面的肌肉可放松，但下面的肌肉却被拉紧，这容易使患有腰肌劳损、骨质增生、颈椎病的老人加重症状。

五忌久坐后猛然站起。老人久坐后起身过快可使脑血量相对减少，造成暂时性脑缺血，出现头晕、眼花、心慌、容易跌倒，导致意外创伤。

六忌洗澡过勤。老人皮肤变薄变皱，皮脂腺萎缩，过勤洗澡易使人疲乏，并使皮肤因缺乏油脂而干燥。倘若再用碱性或酸性香皂，刺激皮肤而发生痛痒或裂纹，很容易引起皮肤感染细菌。

5.13// 临终关怀护理要点有哪些？

临终关怀，在生命最后的时刻，给患者最温暖的照顾。其中，临终关怀的护理，包括四方面的内容：

（1）以照料为中心

对临终病人来讲，治愈希望已变得十分渺茫，而最需要的是身体舒适、控制疼痛、生活护理和心理支持，因此，目标以由治疗为主转为对症处理和护理照顾为主。

（2）维护人的尊严

患者尽管处于临终阶段，但个人尊严不应该因生命活力降低而递减，个人权利也不可因身体衰竭而被剥夺，只要未进入昏迷阶段，仍具有思想和感情，医护人员应维护和支持其个人权利；如保留个人隐私和自己的生活方式，参与医疗护理方案的制定，选择死亡方式等。

（3）提高临终生活质量

有些人片面地认为临终就是等待死亡，生活已没有价值，病人也变得消沉，对周围的一切失去兴趣，甚至，有的医护人员也这样认为，并表现出面孔冷漠，态度、语言生硬，操作粗鲁，医学教育网搜集整理不知该如何面对患者。

临终关怀则认为：临终也是生活，是一种特殊类型的生活，所以正确认识和尊重病人最后生活的价值，提高其生活质量是对临终病人最有效的服务。

5.14// 共同面对死亡

有生便有死，死亡和出生一样是客观世界的自然规律，是不可违背的，是每个人都要经历的事实，正是死亡才使生显得有意义。而临终病人只是比我们早些面对死亡的人，他们的现在也是我们以后要面临的。死赋予生以意义，死是一个人的最终决断，所以，我们要珍惜生命、珍惜时间，要迎接挑战、勇敢面对。

因此，工作人员首先建立正确的生死观，才能坦然地指导病人面对死亡、接受死亡，珍惜即将结束的生命的价值；同时应和临终病人一起共同面对死亡，将他们的经历视为自己的体验，要有恰当的移情，站在他们的角度去想和处理一些事情。